Zohre Ceylan

ALS HEBAMME GEGEN DIE MÜTTERMAFIA

1. Auflage September 2025
Veröffentlicht im Trabanten Verlag

ISBN 978-3-98697-119-9

Trabanten Verlag
post@trabantenverlag.de

www.trabantenverlag.de

Zohre Ceylan

Als Hebamme gegen die Müttermafia

Kein klassischer Ratgeber – ein Mutmacher

TRABANTEN

Inhalt

Vorwort

Ich bin Hebamme. Und ich bin Mutter. Ich bin Schwester, Freundin, Tante, Tochter, Nachbarin und so viel mehr. Aber vor allem bin ich eines: auf Mission. *Gegen* die *Müttermafia* und *für* ein respektvolles Miteinander. Für eine Gesellschaft, in der Mütter sich gegenseitig akzeptieren und unterstützen.

Dieses Buch ist aus unzähligen Gesprächen mit Frauen entstanden, die sich nicht gut genug fühlen. Die bereits in der Schwangerschaft vor Erschöpfung weinen und Angst haben, etwas falsch zu machen, weil jemand aus dem eigenen Umfeld – oder sogar jemand Fremdes – einen Spruch gebracht hat, der die eigene Einstellung und Meinung in Frage stellt. Weil in der heutigen Zeit Beiträge auf Social Media einer Mutter zeigen können, wie alle anderen es einfach immer *»besser hinkriegen«*.

Genau gegen diesen Wahnsinn schreibe ich an. Gegen das Vergleichen, das Urteilen, das Besserwissen. Ich schreibe *für* die Mütter, die wieder lernen möchten, auf ihr Bauchgefühl zu hören und es selbstbewusst hinaustragen möchten, ohne anderen ihre Meinung aufzudrängen.

Wenn ich von der *Müttermafia* spreche, meine ich nicht *»die anderen Mütter«* – ich meine ein System aus Urteilen, starren Idealen und stummem Druck. Ich meine Frauen, die andere Mütter verurteilen, weil sie nicht stillen, weil sie ihr

Kind tragen oder eben nicht, weil sie Gläschen füttern oder nicht zu 100 % »*Bio*« leben. Ich meine diese Haltung, die keinen Raum lässt für Zweifel, Bauchgefühl oder andere Meinungen.

Die *Müttermafia* lebt von der Idee, dass es nur einen richtigen Weg gibt – und alle anderen sind gefährlich, faul oder egoistisch. Sie sitzt nicht nur auf Spielplatzbänken, sondern auch auf Social Media, in WhatsApp-Gruppen und manchmal sogar im eigenen Kopf.

In diesem Buch möchte ich Klartext sprechen und ihr etwas entgegensetzen: Wissen, Wärme und die Freiheit, Muttersein endlich wieder menschlich zu machen. Nicht perfekt.

Wer ist *»die Müttermafia«*?

Sie hat kein festes Gesicht und doch kennen wir sie alle: diese innere Haltung und Instanz mit erhobenem Zeigefinger, welche fragt: *»Du stillst nicht?«*, *»Ist da Zucker drin?«*, oder sagt: *»Bei uns gibt es sowas nicht.«* Manchmal ist es nur ein Blick oder ein Gefühl. Mal sind es andere, mal man selbst. Die *Müttermafia* tritt in vielen Formen und Variationen auf und vor allem immer dann, wenn du am wenigsten mit ihr rechnest. Sie lebt von Urteilen und Engstirnigkeit. Vom Glauben, es gebe nur einen richtigen Weg im Dschungel des Mutterseins.

Ich habe so viele Frauen begleitet, die mit Tränen in den Augen vor mir sitzen. Nicht, weil sie versagt haben – sondern weil sie glauben, dass sie nicht gut genug sind. Weil sie das Gefühl haben, allen anderen gelingt das Mamasein mühelos – nur ihnen nicht. Und woran liegt das? Manchmal an einer kleinen Aussage oder einem Blick, manchmal durch Social Media und manchmal durch ihre eigene Erwartungshaltung.

»Muttersein kann doch nicht so schwer sein, oder?«

Doch. Es ist schwer. Verdammt schwer. Nicht immer, aber oft. Und wenn man dann von der Schwiegermutter hört: *»Wie haben wir das dann damals geschafft ohne all den Schnickschnack, den ihr heute habt?«*, läuft das Fass mit stillem Neid über.

Und nicht jede Bemerkung kommt aus Neid oder Missgunst. Oft ist es auch die Bereitschaft zu helfen. In den meisten Fällen aber sind ungefragte Ratschläge eines, nämlich unnötig. Aber um die Frage zu beantworten, wer nun die *Müttermafia* ist, sage ich dir: Sie ist eine leise Stimme, die in jedem schlummert. Nur liegt es an uns, ob wir ihr Platz geben oder nicht.

In diesem Buch erkennst du die Facetten der *Müttermafia* und ich werde deine starke Stimme im Hintergrund sein, die dir zeigt, dass du stärker bist als die *Müttermafia.* Dass du, du selbst sein darfst, mit allem, was dazugehört.

Die moderne Mutter und ihre Rolle in der Gesellschaft

Jetzt mal von Anfang an: In den 1950er-Jahren – und das ist gar nicht so lange her – war die Rolle der Mutter klar definiert: Sie kümmert sich um den Haushalt und die Kindererziehung. Der Vater ernährt die Familie und ist der Alleinverdiener. Heute, im Jahr 2025, sieht das anders aus. Mütter sind längst nicht mehr *»nur«* zu Hause. Sie arbeiten, führen Teams, machen sich selbstständig, studieren – und kümmern sich nebenbei weiterhin um ihre Kinder, den Haushalt und oft auch um die emotionale Organisation des Familienlebens.

Laut dem Statistischen Bundesamt waren 2022 rund 69 % aller Mütter mit minderjährigen Kindern erwerbstätig – Tendenz steigend. In den 1970er-Jahren waren es noch deutlich weniger als die Hälfte. Der gesellschaftliche Wandel hat Müttern mehr Möglichkeiten eröffnet – aber nicht unbedingt weniger Druck.

Denn auch wenn heute über Gleichberechtigung gesprochen wird, sieht der Alltag vieler Familien anders aus: Care-Arbeit – also Kochen, Waschen, Planen, Trösten, Organisieren – liegt immer noch überwiegend auf den Schultern der Mütter. Erwerbstätigkeit hin oder her.

Und dazu kommt noch etwas Neues: Social Media. Was früher die Nachbarin auf der Straße kommentierte, passiert heute digital – in Posts, Kommentaren und perfekt inszenierten Alltagsbildern. Es ist heute nicht nur ein Kommentar, sondern manchmal mehrere Hundert oder Tausend.

Noch schnell einen Filter über das Bild legen oder einen trendigen Sound und schon sieht alles besser aus, leichter, angenehmer. Schließlich möchte keiner zugeben, dass der Hintergrund nur so ordentlich wirkt, weil der Wäscheberg *hinter* dem Handy liegt. Oder, dass es viele Diskussionen brauchte, bis das Kind endlich das beige Outfit trug anstelle des quietschbunten.

Wir leben in einer Onlinewelt vieler Lügen und Shows. Irgendwie wissen wir es alle und doch glauben wir dem Schein.

Ich kann es gut verstehen, warum so viele Menschen – und insbesondere Mütter – auf Social Media bemüht sind, eine Fassade der Perfektion und der ästhetischen Harmonie aufrechtzuerhalten. Es ist ein Schutzschild. Ein Versuch, sich gegen die ständige Bewertung und das subtile – oder auch ganz offene – Urteil anderer zu wappnen. Denn wer einmal einen Blick in die Kommentarspalten wirft, weiß: Es dauert nicht lange, bis der erste kritische Satz auftaucht.

»Wieso schaffst du es nicht, dein Zuhause aufzuräumen?«
»Du hast ganz schön abgenommen – nicht böse gemeint.«
»Kann es sein, dass du unglücklich bist? Du wirkst so …«

Es sind Sätze wie diese, oft harmlos verpackt, manchmal sogar in einem scheinbar wohlwollenden Ton. Und doch tragen sie eine klare Botschaft in sich: Du genügst nicht. Nicht als Mutter, nicht als Frau, nicht als Mensch. Das Perfide daran: Es sind echte Kommentare von echten Menschen mit Handys in der Hand – und sie erreichen uns direkt, in unseren intimsten Räumen. Zwischen dem Wäscheberg und dem Stillkissen, während wir kurz durch Instagram scrollen, um durchzuatmen, werden wir plötzlich mit der Meinung einer fremden Person konfrontiert, die uns ungefragt analysiert, bewertet und in eine Schublade steckt.

Vor dem Zeitalter der sozialen Medien war der Einfluss der Meinungen anderer begrenzt – auf das eigene Umfeld, die Familie, vielleicht ein paar Stimmen auf dem Spielplatz. Heute sind es hunderte, manchmal tausende Menschen, die scheinbar jederzeit ein Urteil über uns fällen dürfen. Und genau hier beginnt das, was ich als die *»Müttermafia«* bezeichne: Sie tritt nicht immer laut und aggressiv auf. Oft kommt sie leise, mit einem Lächeln, eingewickelt in Floskeln wie *»nicht böse gemeint«* oder *»nur meine Meinung«*. Doch gerade diese subtile Art macht sie so wirksam. Denn wir hinterfragen uns nicht nur einmal – wir beginnen, an uns zu zweifeln.

Und das Schlimmste: Wir schweigen oft darüber. Aus Angst, noch angreifbarer zu wirken. Aus dem Wunsch heraus, stark zu erscheinen. Und so wächst der Druck weiter, die perfekte Mutter, Partnerin, Frau zu sein. Eine, die alles schafft. Eine, die sich nichts anmerken lässt.

Doch genau das ist der Punkt, an dem wir beginnen müssen, laut zu werden. Uns zu wehren. Nicht gegen jede einzelne Stimme – das wäre ermüdend. Sondern gegen das System dahinter. Gegen diese Kultur des Bewertens, Vergleichens und besser Wissens. Denn niemand hat das Recht, über eine andere Mutter zu urteilen, ohne ihre Geschichte zu kennen. Die Arbeit richtet sich nicht ausschließlich gegen andere, sondern auch an einen selbst. Wir müssen auch selbst erkennen: Manchmal ist weniger mehr. Und Schweigen ist Gold.

Kinderwunsch

Der gesellschaftliche Druck, Mutter zu werden

Vom Anbeginn der Zeit stellt der Mensch sich die Frage nach dem Sinn des Lebens und viele Menschen vertreten heute die Ansicht, es sei die Fortpflanzung. Aus einem einfachen Grund: Ohne Fortpflanzung würden wir Menschen als Spezies aussterben. Aber was ist, wenn man das nicht möchte? Wenn jemand keine Kinder haben möchte? Eine Frau, sich nicht bereit dazu fühlt oder sicher ist: *»Ich möchte keine Kinder. Heute nicht. Noch nicht. Niemals.«*

Das trifft selbst fremde Menschen manchmal mitten ins Herz und führt zu Irritation, als hätte man ihnen die Entscheidung abgesprochen, selbst Kinder zu bekommen. Als ginge es sie etwas an. Als wäre Muttersein die Vollendung, das Nonplusultra des Frauseins und wer dieses Upgrade nicht wünscht, wäre egoistisch oder würde diese Entscheidung eines Tages bereuen: *»Ach, das sagst du jetzt. Warte mal ab, bis der richtige Moment kommt.«*

In meiner Arbeit und auch in meinem privaten Umfeld erlebe ich es immer wieder: Der gesellschaftliche Druck, Mutter zu werden, trifft vor allem Frauen. Bei ihnen wird ein Kinderwunsch häufig ganz selbstverständlich vorausgesetzt. Bei

Männern ist das anders – da ist es okay, wenn er *»noch nicht so weit«* ist. Bei Frauen hingegen ist das Thema allgegenwärtig. Doch woher kommt dieser Druck eigentlich?

Die Ursachen dafür sind vielseitig. Einige davon sind tief in unserer Geschichte verankert:

Traditionelle Rollenbilder: Über viele Jahrhunderte hinweg galt die Rolle der Frau als klar definiert: Sie heiratet, bekommt Kinder, kümmert sich um den Haushalt. Dieses Bild hat sich in vielen Köpfen bis heute gehalten – oft unbewusst. Weiblichkeit wird immer noch stark mit Gebärfähigkeit und Fürsorge verknüpft. Eine Frau ohne Kinder passt für manche nicht in dieses Bild.

Sozialer Status: Mutterschaft wird oft als Form der *»Vollendung«* betrachtet – als Meilenstein, der ein Leben besonders wertvoll macht. Eine Frau mit Kind wird in vielen Kreisen höher angesehen als eine kinderlose Frau. Sie hat *»etwas erreicht«*. Ob das tatsächlich ihr eigener Wunsch war, spielt erstmal keine Rolle.

Familiärer Druck: Besonders häufig zeigt sich dieser Druck im engsten Umfeld. Sobald man in einer festen Beziehung ist – oder gar verheiratet –, taucht die obligatorische Frage auf: *»Und? Wann ist es bei euch so weit?«* Was freundlich gemeint klingt, kann sich mit der Zeit wie eine Erwartung anfühlen. Das ist doch schließlich der nächste Schritt, oder? Manche Mütter oder Schwiegermütter sehnen sich so sehr nach Enkelkindern, dass die Wünsche und Gefühle ihrer eigenen Kinder in den Hintergrund geraten.

Wie übt die *Müttermafia* diesen Druck am liebsten aus? So wie sie es am besten kann: subtil und leise. Fakt ist aber: Muttersein ist kein universelles Grundbedürfnis. Es ist kein verpflichtender Meilenstein, kein notwendiger Beweis für Liebe, Reife oder Weiblichkeit. Es ist eine Möglichkeit – nicht mehr und nicht weniger. Eine zutiefst persönliche Entscheidung, die niemandem zusteht außer der Frau selbst.

Und doch begegnen Frauen, die sich dagegen entscheiden – oder noch zögern – einer Welt, die sich irritiert zeigt. Einer Welt, die fragt, bewertet, zweifelt. Einer *Müttermafia*, die nicht immer mit erhobenem Zeigefinger auftritt, sondern mit einem Lächeln, einem *»nicht böse gemeint«*, einer harmlosen Frage zur *»richtigen Zeit«*. Aber genau darin liegt ihre Macht: im Stillen, im Alltäglichen, im vermeintlich Normalen. Deshalb ist es so wichtig, diese Muster zu erkennen – und zu durchbrechen. Damit jede Frau ihren eigenen Weg gehen kann. Ohne Schuldgefühle. Ohne Rechenschaft. Und ohne die Angst, dass sie nur dann *»richtig«* ist, wenn sie irgendwann ein Kind im Arm hält. Denn eine Frau ist vollständig – ganz gleich, ob mit oder ohne Kinder.

Unerfüllter Kinderwunsch

Was ist, wenn ein Paar sich sehnlichst Kinder wünscht – aber es klappt nicht? Dann ist dieser gesellschaftliche Druck umso schwerer auszuhalten als bei jemandem, der generell keinen Kinderwunsch hat. Für jedes siebte Paar und damit schätzungsweise über eine Million Paare ist das die Realität.

Dann ist jede Frage wie: *»Und, wann ist es bei euch so weit?«*, nicht nur taktlos, sondern wie ein Stich ins Herz. Noch viel verletzender als bei jemandem, der sich ohnehin gegen Kinder entschieden hat. Denn dort trifft man auf Klarheit – hier auf einen wunden Punkt voller Schmerz und Sehnsucht.

Man spricht einen Kampf an, der oft im Stillen geführt und von niemandem gesehen wird.

Ein Leben zwischen Hoffnung und Trauer, zwischen medizinischen Behandlungen und dem Wunsch, endlich loslassen zu dürfen. Für viele Paare wird der Kinderwunsch zum Zentrum ihres Alltags. Der gesamte Lebensrhythmus passt sich an Eisprünge, Arzttermine, Behandlungszyklen und Enttäuschungen an. Zärtlichkeit wird zum Akt mit Zweck. Der Druck, jetzt *»funktionieren«* zu müssen, raubt Leichtigkeit und Nähe.

Der Blick auf runde Bäuche im Wartezimmer oder auf der Straße brennt sich ins Herz. Nicht aus Neid, sondern aus einem tiefen Wunsch heraus, selbst endlich dazugehören zu dürfen. Jeder Zyklus gibt neue Hoffnung und jeder Blick auf den Schwangerschaftstest mit nur einem Streifen, einem *»Negativ«*, fühlt sich an wie ein tiefer Fall. Ein Fall ins Nichts.

Und noch mal. Noch mal von vorne. Vielleicht doch anders? Vielleicht ein anderer Gynäkologe? Eine Kinderwunschklinik? An wem liegt es? Soll es nicht so sein? Was machen wir falsch?

Und plötzlich kommt sie. Diese Aussage, die jedes Paar mit einem Kinderwunsch kennt:

»Entspannt euch doch einfach etwas. Wenn man es nicht will, genau dann kommt es. Fahrt doch in den Urlaub.«

Wir halten einen Moment inne und versetzen uns in die Situation eines Paares mit Kinderwunsch. Und jetzt lesen wir diese Aussage erneut.

Dieses Kapitel lehrt uns: Egal, wie gut wir es meinen, egal, wie nah wir einem Menschen stehen – wir stellen keine Fragen zur Familienplanung, wenn wir uns nicht absolut sicher sind, dass sie willkommen sind. Denn wir wissen nie, ob wir nicht gerade mitten in eine stille Tragödie hineinsprechen. Und manchmal ist das größte Mitgefühl nicht ein Ratschlag, sondern das ehrliche Schweigen – verbunden mit der Bereitschaft, zuzuhören, wenn jemand bereit ist zu erzählen.

Fehlgeburt

Ein Tabuthema, das aber so viel mehr Frauen betrifft, als wir uns vorstellen können. Etwa jede dritte Frau erleidet im Laufe ihres Lebens mindestens eine Fehlgeburt.

Medizinisch erfasst werden rund 45.000 Fehlgeburten pro Jahr. Das sind also nur jene, die erkannt und vorgestellt werden. Manche Frauen bemerken einen Abgang nicht, weil er sehr früh ist und mit einer starken Periode verwechselt wird oder sie gehen nicht zum Gynäkologen. So können diese statistisch nicht erfasst werden. Das bedeutet: Die Dunkelziffer kann deutlich höher sein.

Außerdem variieren die Erfassung und statistische Meldung von Fehlgeburten. Dafür gibt es kein einheitliches System. In Deutschland werden klinisch diagnostizierte Fehlgeburten ab der 12. Schwangerschaftswoche systematisch gemeldet. Die meisten Fehlgeburten jedoch passieren vor der Vollendung der 12. Schwangerschaftswoche, in der sogenannten Frühschwangerschaft.

Und genau das macht es so schwierig: Eine Schwangerschaft, die noch nicht offiziell verkündet wurde, die vielleicht nur die Frau selbst und ihr Partner kannten, verschwindet leise – beinahe heimlich. Kein großes Aufsehen, kein sichtbarer Abschied. Und mit ihr verschwindet auch oft die Möglichkeit zu trauern. Denn wie trauert man um ein Kind, das noch niemand *»gesehen«* hat? Kein Name, kein Gesicht, kein Ultraschallbild, das auf dem Kühlschrank klebt. Kein kleiner Körper, der gehalten, verabschiedet, betrauert werden kann. Nur ein Gefühl – das Gefühl, dass da etwas war. Eine Hoffnung. Ein neues Leben, das im Verborgenen gewachsen ist, kaum ausgesprochen, schon wieder vorbei.

Wie spricht man über einen Verlust, den andere gar nicht als solchen begreifen? Der für Außenstehende *»nur ein früher Abgang«* war, *»noch kein richtiges Kind«*. Für die Mutter aber war es vielleicht schon ein ganzes Leben, das sie sich vorgestellt hat – mit ersten Tritten, mit kleinen Händchen, mit Geburtsdatum, mit all den Plänen, die man still und heimlich zu schmieden beginnt, sobald der Schwangerschaftstest positiv ist. Und dann ist da auf einmal: nichts. Kein Kind. Kein Trost. Nur eine Lücke im Herzen, die keiner sieht.

Es ist nicht die Trauer um die Vergangenheit, sondern um die Zukunft. Und das macht die Trauer einer Fehlgeburt – meiner Meinung nach – auch so einzigartig.

Diese stille Form des Verlustes ist besonders schwer. Weil sie sich nicht in Worte fassen lässt. Weil die Welt einfach weiterläuft, während man selbst innerlich stillsteht. Und weil man sich oft nicht einmal das Recht zugesteht, zu trauern – aus Angst, belächelt oder nicht ernst genommen zu werden.

Doch ein gebrochener Traum hinterlässt Spuren. Auch wenn er leise war. Auch wenn ihn niemand außer dir geträumt hat. Gerade weil diese Verluste oft im Verborgenen bleiben, ist es so wichtig, ihnen einen Raum zu geben. Einen Raum in unseren Gesprächen, in unserem Mitgefühl, in unserer gesellschaftlichen Wahrnehmung.

Fehlgeburten sind nicht nur ein Thema für Menschen mit einem Kinderwunsch, sondern für uns alle. Denn nur wenn wir beginnen, darüber zu sprechen – offen, ehrlich, ohne Wertung – können wir auch das Verständnis dafür wecken, wie tief diese Erfahrung geht. Und genau deshalb müssen wir lernen, besser hinzusehen. Und zuzuhören.

Wir haben nämlich nicht nur das Problem, dass nur wenig darüber gesprochen wird, sondern auch *wie*. Durch das Tabuisieren wissen viele Menschen gar nicht, wie sie sich verhalten sollten, wenn eine Frau eine Fehlgeburt hat. Sie wissen auch nicht, was sie sagen oder wie sie helfen können. Und da kommt auch schnell die *Müttermafia* um die Ecke. Manchmal wohlwollend und manchmal verharmlosend und verletzend mit Aussagen wie:

»Sei doch froh, dass du schon ein Kind hast.«
»Wenigstens ist es früh passiert.«
»Das passiert so vielen. Du bist nicht die Einzige.«
»Vielleicht sollte es so sein.«
Vielleicht warst du einfach noch nicht so weit.«
»Ihr könnt es ja noch mal versuchen.«

Es macht keinen Unterschied, mit welcher Intention diese Aussagen getroffen werden. Sie sind falsch. Sie relativieren das Erlebte, werten den Schmerz ab und lassen keinen Raum für Trauer. Statt Mitgefühl zu zeigen, liefern sie rationale Erklärungen, die nicht heilen oder noch schlimmer: verletzen. Betroffene sollten in ihrer Trauer ernst genommen werden, denn ihr Schmerz ist real – auch wenn man das verlorene Leben nicht sehen, nicht halten und nicht kennenlernen konnte.

Trauer braucht keinen Vergleich. Sie braucht kein *»wenigstens«* und kein *»hätte schlimmer sein können«*. Sie braucht einen sicheren Raum – einen Raum, in dem Schmerz ausgesprochen werden darf, ohne sofort eingeordnet, getröstet oder relativiert zu werden. Einen Raum, in dem ein einfaches *»Es tut mir leid«* mehr heilt als tausend gut gemeinte Erklärungen.

Jede Fehlgeburt ist einzigartig. Jede Frau trauert anders. Und jede Frau hat das Recht, in ihrer individuellen Erfahrung gesehen, gehört und verstanden zu werden – ohne Druck, ohne Erwartung, ohne Urteil. Mitgefühl bedeutet nicht, Lösungen zu bieten. Es bedeutet, einfach da zu sein. Mit offenem Herzen. Und mit dem Mut, das Unausgesprochene auszuhalten.

Es bedeutet, aushalten zu können, dass man bei manchen Dingen keinen Trost finden kann. Dass man nicht alles wiedergutmachen kann. Und dass man manchmal einfach nur mitweinen kann. Denn da ist eine Frau, die nicht nur ein Kind verloren hat – sondern auch ein Stück von sich selbst. Ihre Vorstellungen, ihre Zukunft, ihre Vorfreude.

Es sind nicht nur Zellen, die gehen. Es ist der Klang eines noch ungeborenen Lebens, der verstummt. Ein Herz, das zu schlagen begann – und dann aufhörte. Manchmal auch nur die Vorstellung eines Herzschlags. Auch wenn das Umfeld es nicht sehen konnte, hat die Mutter es gespürt. In ihrem Körper. In ihrem Herzen.

Und genau deshalb verletzt es umso mehr, wenn dieser Verlust nicht anerkannt wird. Wenn er abgetan oder übergangen wird, als sei er nicht *»der Rede wert«*. So viele Frauen tragen ihre Trauer still mit sich, weil sie keine Sprache dafür finden. Oder weil niemand da ist, der sie hören möchte.

Aber Trauer, die keinen Raum bekommt, frisst sich ein. Sie wird schwer, sie lähmt, sie nagt. Und sie hinterlässt nicht selten ein Gefühl von Einsamkeit und Versagen.

»Ich darf nicht traurig sein.«
»Ich übertreibe.«
»Ich muss stark sein.«
»Ich bin undankbar.«

Nein. Du darfst traurig sein. Du darfst am Boden liegen. Du darfst weinen, schreien, zweifeln.

Denn es ist *deine* Trauer. Sie ist echt und sie darf sein.

Was wir als Gesellschaft lernen müssen, ist, dieses Leid nicht zu bewerten, sondern zu begleiten. Nicht wegzusehen, sondern zu fragen: *Wie kann ich für dich da sein?* Nicht zu urteilen, sondern still zuzuhören.

Eine Frau, die eine Fehlgeburt erlebt, hat keinen Trost verdient, der ihre Gefühle kleinmacht – sondern eine Schulter, die ihre Tränen aushält.

Als Hebamme möchte ich auch hervorheben: Du hast mit einer Fehlgeburt das Recht auf eine Hebammenbetreuung. Hebammen können die Betreuung bei einer Fehlgeburt abrechnen und für dich da sein. Aus meiner Erfahrung als Hebamme besteht der wichtigste Teil der Begleitung nach einer Fehlgeburt darin, einfach da zu sein – zuzuhören, Raum zu geben für Gefühle und Fragen.

Was ich im Zuge der Gespräche sehr häufig höre, ist: *»Ich wusste gar nicht, dass es so viele betrifft. Als ich es erzählt habe, haben mir plötzlich andere ihre persönlichen Erfahrungen geteilt.«* Und da haben wir den ersten Schritt: Jemand offenbart seine Erfahrung und Gefühle und langsam kommen weitere Erfahrungsberichte. Man hört von Freundinnen, Tanten, Nachbarinnen oder manchmal der eigenen Mutter wie sie eine Fehlgeburt erlebt haben und fühlt sich nicht mehr allein.

Heilt es den Schmerz? Nein. Aber es tut gut zu wissen, dass man nicht allein ist und manchmal hilft es auch sich selbst die Schuldgefühle zu nehmen. Denn: Eine Fehlgeburt ist *nicht* die Schuld der Mutter. In den allermeisten Fällen liegt der Grund in natürlichen Prozessen, auf die niemand Einfluss hat. Häufig entstehen Fehlgeburten durch sogenannte Chromosomenanomalien – also Fehler in der genetischen Anlage des Embryos. Diese können bei der Verschmelzung der mütterlichen und väterlichen DNA entstehen, einem hochkomplexen Vorgang, der besonders in der frühen, schnellen Zellteilung anfällig für kleine, aber folgenreiche Abweichungen ist.

Solche Veränderungen sind keine Seltenheit – sie sind Teil der Natur. Und sie sagen nichts über die Gesundheit, das Verhalten oder die *»Eignung«* der Mutter aus.

Wenn wir nun der *Müttermafia* entgegenwirken möchten, kann ich dir folgende Aussagen ans Herz legen:

»Es tut mir unendlich leid. Ich bin da, wenn du reden möchtest – auch, wenn du einfach nur schweigen willst.«
»Gibt es etwas, womit ich dir grad helfen kann?«
»Ich kann mir deinen Schmerz nicht vorstellen, aber ich nehme ihn ernst.«
»Ich möchte für dich da sein, damit du nicht alleine da durchmusst.«

Diese Sätze relativieren nicht. Sie werten nicht. Aber sie geben Freiraum für die Entscheidung, wie viel jemand teilen möchte und dafür, wie eine Person trauern möchte. Und vielleicht beginnt Heilung genau dort, wo Trauer Raum bekommt – und ein leiser Schmerz endlich gehört wird.

Meine eigenen zwei Fehlgeburten

Wie viele andere Frauen, dachte ich mir, dass mich das Thema Fehlgeburt nie selbst betreffen wird. Ich habe drei Schwestern und keine von ihnen hatte je eine. Wieso sollte es also mir passieren? Meine Mutter hat sechs Kinder bekommen. Für mich war der Gedanke daran so weit weg. Vor dem Hintergrund, bereits ein gesundes Kind geboren zu haben, mit dem ich direkt nach meinem Entschluss der Familiengründung schwanger wurde, wog ich mich in Sicherheit. Außenstehende könnten glauben, man mache als Hebamme *»alles richtig«* und damit kann einem sowas nicht passieren.

Irrtum. Es traf mich. Mit voller Wucht.

Ich war bereits Mutter und wurde schnell nach meinem Entschluss, ein weiteres Kind zu planen, erneut schwanger.

Mein Mann und ich haben erst etwas überlegt, weil unsere Tochter noch keine zwei Jahre alt war. Der geringe Altersunterschied hielt uns aber nicht vom Wunsch ab, erneut schwanger zu werden.

Und da hielt ich ihn, morgens, allein im Badezimmer, in der Hand: den positiven Schwangerschaftstest. Überflutet von Gefühlen. Ich habe geweint vor Freude und Angst. Ich hatte keine Angst um den Erhalt meiner Schwangerschaft, sondern davor, wie es sein wird, zwei kleine Kinder zu versorgen. Aber ich freute mich still und überlegte schon im nächsten Moment, wie ich es meinem Mann erzähle.

Die Hochzeit meiner Schwester stand kurz bevor und ich wollte ihren großen Tag erst mal abwarten, um ihr die Aufmerksamkeit zu lassen. Als dieser besondere Tag jedoch da war und ich meine ganze Familie um mich hatte, bat ich meine Schwestern darum, aus dem Restaurant raus auf die Terrasse zu kommen – *»für ein Selfie«*. Mit der Kamera in der Hand sagte ich statt: *»Sagt Cheese«*, *»Sagt Zohre ist schwanger!«* Sie hielten einen Moment inne und begriffen es im nächsten. Die Freude war so groß. Vor allem, weil eine meiner Schwestern ebenfalls schwanger war. Wir lachten und weinten. Und ja, das Video habe ich immer noch auf meinem Handy. Ich schaue es mir aber nicht mehr an.

Kurz danach baten wir meinen Mann hinaus. Sie filmten uns und sagten auch zu ihm: *»Sag, Zohre ist schwanger!«*

Ich war zu dem Zeitpunkt in der 5. Schwangerschaftswoche. So früh, dass man in einem Ultraschall meist noch nicht einmal das Herz schlagen sehen oder hören kann. Mir war es aber egal, wie weit ich war. Ich wollte meine Freude so früh wie möglich teilen. Noch vor der ersten Untersuchung beim Gynäkologen wussten viele Menschen aus meinem privaten Umfeld von dieser Schwangerschaft. Würde ich es heute genauso machen? Ja.

Der Tag, an dem mein Kind von uns ging, war ein warmer Sommertag. Wir waren schwimmen und ich legte abends meine Tochter ins Bett, stillend. Sie schlief ein und ich musste zur Toilette. Hose runter. Blut. Frisch rot, nicht viel, nicht wenig. Ich rief meinen Mann und meine Schwiegermutter, die eben noch fröhlich quatschend bei mir waren. Sie kamen rein und versuchten mich zu beruhigen. Mir ging so vieles durch den Kopf, aber die Hoffnung, dass Blutungen in der Frühschwangerschaft normal seien und nicht immer ein Grund zur Sorge, war lauter als meine Angst.

Doch ich blutete weiter, sodass ich nachts mit meinem Mann in die Notaufnahme der nächstgelegenen Klinik fuhr. Bauchkrämpfe. *»Melden Sie sich beim Kreißsaal.«* Wir meldeten uns und warteten. Lang. Sie ließen uns einfach im leeren Wartezimmer sitzen, stundenlang. Morgens um 4 Uhr wurden wir aufgerufen und die diensthabende Ärztin untersuchte mich. Kann sein, dass es abgeht, kann auch nicht sein. Lieblos fühlte ich mich abgefrühstückt und ging mit weiteren Fragezeichen im Kopf ins Bett. Am nächsten Morgen bin ich blutend aufgewacht und merkte beim Gang zur Toilette, dass die Blutung immer stärker wurde.

So langsam begriff ich: Mein Kind geht.

Im Laufe des Tages wollte ich mich frisch machen und bin duschen gegangen. Ich kam aus der Dusche heraus und bemerkte einen Druck und hielt intuitiv meine Hand zwischen die Beine. Da kam es. Mein Baby. In meine Hand. So klein, dass man es sicher nicht erkennen konnte. Für andere ein Klumpen Blut und Schleimhäute, für mich mein Baby. Meine Träume, meine Welt. Vom einen auf den anderen Moment zerstört. Ich ließ einen lauten Schrei raus und weinte bitterlich.

Ich habe mein Baby nicht begraben, es nicht würdevoll verabschiedet. Ich habe es voller Angst und Verzweiflung in Toilettenpapier eingepackt und die Toilette hinuntergespült. Dieser Moment hat mich geprägt.

Danach habe ich mich ruhig sauber gemacht, gekleidet, bin in den Garten gegangen und habe meinem Mann gesagt *»Es ist vorbei. Ich bin nicht mehr schwanger.«*

Habe ich es in dem Moment realisiert? Ich weiß es nicht. Ich glaube, es zu realisieren, ist ein Prozess. Und diesen machte ich innerhalb einiger Tage durch.

Meine Familie war zu dieser Zeit mein stärkster Halt. Alle haben mich umsorgt. Sie gaben mir ein Gefühl der Anerkennung und des Respekts. Ich durfte ruhen und mich von meinem Kind verabschieden.

Ich bin zum Gynäkologen gegangen. Nicht um den Herzschlag meines Babys zu hören und die nächsten Termine für die kommenden Vorsorgen zu planen – im Wechsel mit meiner Hebamme. Sondern um zu sehen, ob mein Baby wirklich ging. Ob meine Gebärmutter nun leer sei.

Dem war so. Nichts zu sehen. Das meiste bereits abgetragen. Ein kurzes, sachliches Gespräch. Ein ruhiger Blick von der Medizinischen Fachangestellten. Nächster Termin zur Kontrolle.

Ich wusste nur nicht, dass ich exakt einen Monat später wieder schwanger sein würde.

Wieder ein positiver Schwangerschaftstest früh am Morgen, allein. Dieses Mal aber keine Freude. *»Hoffentlich bleibt es einfach«*, war mein einziger Gedanke. Ich war geprägt und werde es für mein restliches Leben sein. Die Leichtigkeit der ersten Schwangerschaft habe ich verloren. Mir blieben Verunsicherung und Angst.

Doch auch dieses Mal musste ich enttäuscht werden. Doch diese Fehlgeburt äußerte sich nicht durch Blutungen. Sie äußerte sich durch eine fehlende Entwicklung. Mein Baby wuchs, aber ohne Herzschlag. *»Möchten Sie abwarten, bis es von selbst abgeht?«*

Noch einmal bluten. Noch einmal, mein Baby zwischen den Beinen auffangen und die Toilette runterspülen, weil ich nicht weiß was ich tun soll? Nein. Ich entschied mich für eine Ausschabung. Kurz, aber genauso schmerzhaft.

Meine Schwester begleitete mich. Sie hielt meine Hand, schwieg, holte mich ab, tröstete mich. Eine Frau vergisst nie, wer für sie da war, als sie eine Fehlgeburt hatte. Das helfende Gesicht dieser Zeit ist für mich meine Schwester Zahra.

Auch wenn es die dunkelste Zeit meines Lebens war, so sehe ich persönlich in ihr einen tieferen Sinn. Ich arbeitete meine Gefühle auf, fasste sie zusammen und ging damit an die Öffentlichkeit.

Diese Arbeit erreichte unfassbar viele Frauen. Sie teilten ihre Geschichten mit mir, ihre Gefühle, ihre Ängste. Ich war nicht allein. Sie waren es auch nicht.

Schwangerschaft

Die Verkündung

Da ist er, lang erwartet und herbeigesehnt oder völlig überraschend: der positive Schwangerschaftstest. Zwei Streifen oder ein digitales *»schwanger«*. So klar das Ergebnis, so diffus oft die Gefühle. Freude, Erleichterung, Angst, Unglauben, Überforderung – alles auf einmal oder gar nichts davon. Und das ist okay.

Wie eine Frau diesen Moment erlebt, hängt von so vielem ab: ihrer persönlichen Geschichte, ihren Erfahrungen, ihren Wünschen, Hoffnungen – und auch Ängsten. War die Schwangerschaft geplant? Ging eine lange Kinderwunschzeit voraus? Kam sie vielleicht zu früh, mitten in ein Leben, das gerade ganz woanders stattfand? Oder war da gar kein Wunsch, sondern vielmehr das Gefühl, jetzt plötzlich entscheiden zu müssen, wie es weitergeht?

Während auf Social Media und in Werbespots dieser Moment meist mit Freudentränen und euphorischen Umarmungen inszeniert wird, sieht die Realität oft anders aus. Weniger perfekt, dafür echter. Es gibt so viele Varianten dieses Anfangs – und keine davon ist falsch.

Doch leise – oder manchmal auch ziemlich laut – mischt sich schnell die Stimme der *Müttermafia* ein. Sie ist nicht immer greifbar oder klar, aber spürbar. Eine Stimme, die wie in einem leeren Raum hallt:

»Sei doch glücklich!«
»Das war doch dein Wunsch!«
»Andere wären so gern an deiner Stelle!«

Du bist nicht undankbar. Vielleicht eher überfordert. Denn Dankbarkeit lässt sich nicht erzwingen. Und ein zwiegespaltenes Gefühl ist kein Zeichen von Undankbarkeit. Es ist menschlich. Wenn sich nach dem ersten Glück ein Kloß im Hals bildet, wenn plötzlich Zweifel aufkommen, wenn sich die Welt leise zu drehen beginnt – dann ist das kein Makel, sondern ein ganz natürlicher Teil dieser neuen Realität.

Eine Schwangerschaft ist ein einschneidender Moment im Leben einer Frau. Sie verändert alles. Nicht nur den Körper, sondern auch die Perspektive auf das eigene Leben. Und genau deshalb darf dieser Moment alles sein – nur nicht bewertet oder kleingeredet.

Nachdem diese Gefühle sortiert sind – oder auch nicht – teilen die meisten Frauen diese Neuigkeit mit den engsten Vertrauenspersonen. Manche sofort, andere brauchen Zeit und wieder andere behalten sie erst mal ganz für sich. Jede Variante ist richtig.

Mit dem Mitteilen beginnt nun eine neue Phase: die ungefragten Ratschläge, Meinungen und Erfahrungen. Keiner fragt, alle sprechen. Hier ist die *Müttermafia* laut. Manchmal direkt und manchmal im Deckmantel der Fürsorge. Als Hebamme war es mir nie so klar wie zur Zeit, als ich selbst schwanger war: Viele Frauen vergleichen sich besonders in der Schwangerschaft gerne mit anderen – und sprechen dabei oft eigentlich über sich selbst. Es fällt ihnen nicht einmal auf. Aber wenn man genau hinhört, merkt man: Die vermeintlichen Ratschläge sind oft kleine Rückblicke auf ihre eigene Geschichte, verpackt in Sätze, die so klingen, als wären sie für dich gemeint.

So oft gibt die *Müttermafia* Bemerkungen über eine Schwangerschaft ab – und spricht dabei doch eigentlich über die eigene. Wie ich das meine? Ich gebe dir ein Beispiel:

Du sagst beiläufig, dass du überlegst, ob du eine Hausgeburt machen möchtest. Noch nicht entschieden, einfach nur im Raum stehend. Und sofort kommt: *»Also ich hätte das nie gemacht. Ich war ja so froh im Krankenhaus zu sein – da ist man wenigstens sicher!«*

Das klingt erstmal wie eine Meinung zu deiner Entscheidung. Aber in Wirklichkeit ist es ein Blick zurück auf ihre eigene Erfahrung. Vielleicht war da ein Moment der Angst während der Geburt. Vielleicht ein Kontrollverlust. Vielleicht war es für *sie* die richtige Entscheidung, im Krankenhaus zu gebären – und das ist völlig in Ordnung. Aber was dir da gerade begegnet, ist kein Raum für dein Gefühl, sondern die Projektion ihres eigenen.

Das kann sehr verunsichern, denn wer weiß denn wirklich, was eine Person meint, wenn sie spricht? Ich bin hier, um dir zu sagen: Es ist egal, was eine andere Person meint. Solange man Entscheidungen vor dem Hintergrund evidenzbasierter Medizin und vor allem einem guten Bauchgefühl trifft, darf einem die Meinung anderer gerne mal egal sein.

Wenn du magst, kannst du beim nächsten scheinbar gut gemeinten Ratschlag ganz behutsam fragen: *»Sprichst du gerade aus deiner eigenen Erfahrung heraus – oder geht es wirklich um mich?«* Manchmal reicht diese kleine Frage, um eine Grenze zu ziehen – freundlich, aber klar. Und um dein Erleben wieder in den Mittelpunkt zu stellen, wo es hingehört. Das klingt nicht nur klar und ehrlich, sondern bringt die *Müttermafia* ganz kurz zum Nachdenken. Und vielleicht auch ein kleines bisschen zum Schweigen.

Um nun zurück zur Verkündung deiner Schwangerschaft zu kommen, so kommen auch hier die unterschiedlichsten Reaktionen: laute Freude, Schweigen, ein Blick, ein Nachfragen, manchmal Tränen. Unbewusst malt man sich schon vor der Verkündung die Reaktionen anderer aus, überlegt vielleicht sogar, *wann* und *wie* man es sagt, um möglichst viel Freude zu ernten – und wenn dann etwas ganz anderes zurückkommt, kann das verletzen. Nicht, weil man überempfindlich ist. Sondern weil man in diesem Moment besonders offen, verletzlich und empfänglich ist. Die Freude ist frisch. Die Angst vielleicht noch ganz nah. Und das Herz weich.

»Schon wieder?«
»So schnell?«
»Puh, das wird stressig!«

Dabei reicht manchmal einfach nur ein *»Ich freue mich mit dir.«* Für unsere Selbstreflexion und gegen die *Müttermafia*, möchte ich dir deshalb folgendes mitgeben: Wenn jemand eine Schwangerschaft verkündet, kann weniger mehr sein.

Das darfst du (nicht) essen!

Kaum ein Thema wird in der Schwangerschaft so leidenschaftlich diskutiert wie die Ernährung. Kaum ein Bereich sorgt für so viel Unsicherheit, so viele Meinungen – und leider auch so viele Mythen. Als Hebamme bekomme ich dazu regelmäßig die unterschiedlichsten Fragen gestellt. Manche davon wirken auf den ersten Blick absurd – aber nicht, weil die Frauen, die sie stellen, irgendetwas falsch machen. Im Gegenteil: Sie zeigen, wie sehr werdende Mütter versuchen, alles *»richtig«* zu machen.

Was mich daran stört, ist nicht die Frage selbst, sondern das System dahinter: die ständige Verunsicherung, das Zerpflücken jedes Lebensmittels, die gefühlt endlosen Listen mit *»erlaubt«* und *»verboten«*. Ernährung in der Schwangerschaft wird oft so kompliziert gemacht, dass am Ende vor lauter Regeln das eigene Bauchgefühl komplett untergeht.

Dabei ist es so einfach: Wir versuchen Infektionen zu vermeiden, die dem ungeborenen Kind schaden könnten. Deshalb sollten rohe Lebensmittel gut gewaschen werden und jene, die man braten oder kochen kann (wie Fisch und Fleisch), können zur Sicherheit gut durchgebraten werden.

Ob und wie rohe Lebensmittel gegessen werden, obliegt der Risikoabwägung der Schwangeren selbst. Bei rohen Lebensmitteln, wie zum Beispiel rohem Fleisch, besteht die Gefahr einer Listeriose, also einer Infektion mit Listerien. Das Gute daran? Es kommt sehr selten vor! Um es zu verdeutlichen: 2023 gab es in Deutschland 600 gemeldete Fälle von Listeriose und das bei über 80 Millionen Menschen. Davon war nur ein Bruchteil schwanger. Die Wahrscheinlichkeit, sich zu infizieren, ist sehr gering. Und das liegt unter anderem an hohen Hygienestandards in Deutschland.

Das soll eine Listeriose in der Schwangerschaft nicht verharmlosen, sondern lediglich darüber aufklären, wie häufig sie vorkommt und damit einhergehend hoffentlich etwas beruhigen.

Als Hebamme rate ich vom Verzehr folgender Lebensmittel in der Schwangerschaft ab:

» Rohe Tierprodukte (also Fisch, Fleisch, Rohmilch, Eier usw.)

Ende der Liste.

Und weil so häufig die Frage nach Kaffee aufkommt: Kaffee ist in der Schwangerschaft erlaubt. Wer auf Koffein verzichten möchte, kann entkoffeinierten Kaffee trinken.

Grundsätzlich gilt einfach: Alles in moderaten Mengen. Also spricht nichts gegen zwei Tassen Kaffee am Tag. Wer lieber Latte Macchiato trinkt und diesen zudem eher weniger stark, der kann auch drei Tassen trinken.

Ich habe so oft die Worte meiner Professorin aus dem Studium im Kopf. Eine Hebamme, die länger arbeitet als ich lebe und die für mich bis heute eine Inspiration ist. Sie sagte oft zu uns Hebammenstudentinnen: *»Es braucht manchmal einfach nur etwas gesunden Menschenverstand.«* Ich kann ihre Worte nicht mehr abschalten. In so vielen Situationen hallen sie in meinem Kopf. Weil sie so wahr sind. Wenn wir uns manchmal einfach auf das Wesentliche konzentrieren und unseren gesunden Menschenverstand anschalten, wird uns schnell klar, wie unnötig manch eine Aussage ist.

Aber in einer so sensiblen Zeit wie der Schwangerschaft, schalten wir gerne auf den emotionalen Modus um und dann braucht es manchmal nur eine Hebamme oder ein Buch wie dieses, welches einem sagt: Alles okay. Du darfst.

Ich verlasse nun die Perspektive der Hebamme und spreche als Mutter. Auch mich hat die *Müttermafia* immer wieder subtil kritisiert in meinen Schwangerschaften. Dabei wissen die wenigsten, dass ich in meiner ersten Schwangerschaft sowohl flüssiges Eigelb als auch rohes Fleisch aß. Ja, du hast richtig gelesen. Ich habe in der gesamten Schwangerschaft fast täglich Spiegeleier gegessen mit flüssigem Eigelb und hatte einen enormen Appetit nach Cigköfte. Das ist ein traditionelles Gericht aus der Türkei und bedeutet wörtlich übersetzt *»rohe Frikadelle«*. Und ja, ich habe sie mit rohem Fleisch gegessen. Meine Schwiegereltern hatten zu der Zeit noch ein türkisches Restaurant (ich weiß – Jackpot) und haben mir dann auf Nachfrage die leckersten Cigköfte in bester Qualität zubereitet. Ich wusste, dass meine Schwiegermutter penibel auf die Qualität des Fleisches achtete und vertraute ihr. Natürlich hätte ich mir eine Infektion einfangen können – auch ohne Schwangerschaft – aber mir ist die Seltenheit dafür bekannt, erst recht, wenn ich weiß, wer sie unter welchen Umständen und Hygienestandards zubereitet.

Das Einzige, was absolut verboten ist – unabhängig von der Menge – ist der Konsum von Drogen. Alkohol ist ebenfalls eine Droge und zählt selbstverständlich mit. Ich muss es nur noch mal separat ansprechen, weil es eine verharmloste Droge in unserer Gesellschaft ist und man zum Teil – außerhalb der Schwangerschaft – für das Nicht-konsumieren kritisiert wird. Dabei genügen schon kleinste Mengen für verheerende Auswirkungen beim Kind.

Die *Müttermafia* ist im Bereich Ernährung nicht nur unsicher, sondern auch fehlinformiert. Es kursieren zur heutigen Zeit im Internet sehr viele Videos und Beiträge mit schlichtweg falschen Informationen und häufig werden Influencer als Vorbild genommen, welche ihre Ernährungsweise für Klicks darstellen und damit die *Müttermafia* mit dem falschen Material füttern.

Deshalb ist es als Schwangere wichtig zu wissen: Die Liste mit No-Gos in der Schwangerschaft ist klein. Auch die Schwangerschaft darf eine Zeit des Genusses sein.

So sollte eine schwangere Frau aussehen

Nicht zu dick, nicht zu dünn, kein Doppelkinn, keine Pickel, bloß keine müden Augen. Schwangerschaftsglow ist willkommen, Schwangerschaftsrealität eher nicht. Kein Wunder!

Überall wird uns ein realitätsfernes Bild der Schwangeren gezeigt. Und ich nehme mich selbst als Content Creatorin da nicht raus. Auch ich habe wunderschöne Bilder von Schwangerenshootings hochgeladen, in besten Posen, wunderbar geformt und sauber geschminkt. Natürlich bei perfektem Licht. Natürlich mit ausgestrecktem Fuß, gestrafftem Kleid und sanftem Lächeln. Und ich verstehe jede Frau, die sich so zeigt. Denn wir alle wollen auch gesehen werden – und zwar im besten Licht.

Aber – und hier kommt ein wichtiger Punkt – ich habe mich auch in anderen Situationen gezeigt. Müde, traurig, ungeschminkt. Um genau diesem Ideal entgegenzuwirken und zu zeigen: Jeder möchte sich in seiner besten Form zeigen in der Öffentlichkeit, aber das bedeutet nicht, dass es immer so aussieht. Das Bild ist nur ein Moment. Die Wahrheit ist oft eine andere.

Als ich dies bei meiner ersten Schwangerschaft tat, war die *Müttermafia* schneller als die Polizei erlaubt. Eine Followerin schrieb mir subtil negativ und *»besorgt«*, dass sie sich frage, ob bei mir denn alles gut sei, da mir der Schwangerschaftsglow fehle. Es war keine echte Sorge, kein Mitgefühl. Es war ein Vorwurf.

Woher ich das weiß? Weil es nicht das erste Mal war. Dieselbe Person hatte mir schon vorher kritische Nachrichten geschrieben. Immer im Deckmantel der Fürsorge. Es war die *Müttermafia* in ihrer ausgeprägten Form – dieses Milieu, in dem Frauen andere Frauen belehren und abwerten, oft gut verpackt in vermeintliche Tipps und Ratschläge. In Wahrheit aber geht es um Macht. Darum, sich überlegen zu fühlen. Und in diesem Fall: schöner, funktionierender, *»richtiger«* schwanger zu sein.

Sie erzählte mir dann, dass sie bereits drei Schwangerschaften hinter sich habe – inklusive Blutarmut, Kreislaufzusammenbrüchen und dennoch, Zitat: *»immer mit diesem Glow«*. Mein erster Gedanke: *Was bringt dir diese Aussage?* Willst du mir Mut machen oder mich kleinhalten?

Und ich bin kein Einzelfall. So viele Frauen werden für ihren Körper und ihr Aussehen kritisiert. Besonders Schwangere stehen unter einem besonderen Druck. Ihr Körper verändert sich sichtbar – und das scheint die Öffentlichkeit zu ermächtigen, ihn zu bewerten. Plötzlich ist jeder Bauch zu groß oder zu klein. Jede Veränderung wird kommentiert: *»Du siehst aber müde aus!«*, *»Ist das normal bei dir?«* oder *»Du siehst gar nicht schwanger aus, nur dick.«*

Dabei schafft der Körper in kürzester Zeit Unglaubliches. In nur wenigen Monaten baut er eine Plazenta auf, wächst eine Gebärmutter auf das Vielfache ihres Ausgangsvolumens, verdoppelt das Blutvolumen und verändert sämtliche Stoffwechselprozesse. Und das alles, während die Frau – meist – weiter ihren Alltag lebt.

Auch hormonell passiert so viel: Der gesamte Zyklus wird quasi *»abgeschaltet«*, um Raum für die Schwangerschaftshormone zu schaffen. Progesteron sorgt für Ruhe, Oxytocin für Bindung, HCG für das Aufrechterhalten der Schwangerschaft. Aber diese Hormonumstellung hat sichtbare und spürbare Nebenwirkungen. Die Haut kann fettiger werden, die Haare trockener oder fallen sogar aus, Pigmentveränderungen entstehen, Wassereinlagerungen und Dehnungsstreifen gehören ebenso zur Realität wie Schlaflosigkeit, Stimmungsschwankungen oder Heißhunger.

Und doch bleibt die Erwartung: Bitte mach das alles mit einem Lächeln.

In der Gesellschaft kursiert das Bild der Schwangeren als ruhiger, leuchtender, sanfter Mensch. Sie sitzt da, in einem pastellfarbenen Kleid, streichelt den makellosen Babybauch und trinkt Kamillentee, während der Partner ihr ein Kissen unter die Füße schiebt. Eine ästhetisierte Version, die in Werbung, Serien und sozialen Medien oft als Norm dargestellt wird.

Aber Schwangerschaft ist nicht immer sanft. Sie kann auch bedeuten: stundenlang Übelkeit, Geruchsempfindlichkeit, Unwohlsein im eigenen Körper, Isolation, Erschöpfung, Unsicherheit. Und: keine Hose, die mehr passt. Es kann bedeuten, beim Niesen versehentlich einzupinkeln, beim Eincremen neue Streifen zu entdecken und einfach aus heiterem Himmel zu weinen – und nicht zu wissen, warum.

Das alles ist normal. Und es darf Raum bekommen. Wir müssen lernen, diese Realität ebenso zu akzeptieren wie das schöne Foto vom Babybauch im Sonnenuntergang.

Denn solange wir nur das eine Bild zeigen, fördern wir Scham bei den Frauen, die sich nicht darin wiederfinden. Und davon gibt es viele. Die Soziologie spricht hier von Appearance Norms – äußeren Erwartungen, wie ein Körper (besonders ein weiblicher) auszusehen hat, um als *»gesellschaftlich akzeptiert«* zu gelten. Studien zeigen, dass Frauen sich besonders in der Schwangerschaft unter enormen sozialen Druck setzen, diesen Normen zu entsprechen, obwohl sie sich oft unwohl fühlen.

Eine Studie im Fachjournal *Body Image* (Clark et al., 2009) ergab, dass viele Schwangere sich gleichzeitig auf ihren Körper verlassen müssen – und sich doch von ihm entfremdet fühlen. Denn sie werden nicht mehr als ganze Person gesehen, sondern als *»Bauch mit Funktion«*. Schönheit, Leistungsfähigkeit und Idealbild – alles gleichzeitig zu erfüllen, ist eine Überforderung.

Es wird Zeit, dass wir diesen Druck sichtbar machen und uns davon befreien. Schwangerschaft darf alles sein: anstrengend, überwältigend, chaotisch, kraftvoll, wunderschön und auch mal hässlich. Aber vor allem darf sie individuell sein.

Wir brauchen ein neues Bild von der schwangeren Frau: eines, das ihr nicht vorschreibt, wie sie auszusehen hat – sondern das sie begleitet, so wie sie ist. Mit Glow oder ohne. Mit Tränen oder mit Lächeln. Hauptsache ehrlich.

Junge oder Mädchen?
Über Wunschgeschlecht, Gender Reveals und Enttäuschung

Früher war die Sache einfach. Man gebar, und dann schaute man dem Kind zwischen die Beine. Das Geschlecht offenbarte sich mit dem ersten Schrei – ganz ohne Spektakel, ganz ohne Vorabwissen. Es war ein Moment der Überraschung, der oft erst unter der Geburt kam. Die Medizin entwickelte sich weiter, Ultraschall machte es möglich, schon früh Hinweise auf das Geschlecht zu erhalten. Eltern gingen zum Gynäkologen, ließen sich auf Wunsch informieren – oder eben nicht. Und das war's dann auch.

Und heute? Heute sehen wir Gender-Reveal-Partys, bei denen sich ganze Eventagenturen einbringen, als würde es sich um eine Hochzeit handeln. Flugzeuge, die rosa oder blaues Pulver in den Himmel schießen. Torten mit gefärbter Füllung. Luftballonwände, Rauchbomben, 4-Gänge-Menüs, Konfettikanonen. Hundert Gäste. Videografen. Eigene Hashtags. Und das alles – wohlgemerkt – für ein ungeborenes Kind, von dem man nur eines weiß: sein (vermutliches) biologisches Geschlecht.

Ich möchte niemandem den Spaß verderben. Wirklich nicht. Ich verstehe vollkommen, dass werdende Eltern Grund zum Feiern suchen. Schwangerschaft ist eine emotionale, kraftvolle Zeit, und es ist völlig nachvollziehbar, dass man diesen Weg in Etappen begeht und zelebriert. Ich selbst habe schöne Erinnerungen an unsere Feiern in der Schwangerschaft – aber ich sehe eben auch, wo diese Inszenierungen eine Schieflage bekommen können.

Denn mit der Inszenierung kommen Erwartungen. Und mit Erwartungen kommt Druck. Nicht selten sieht man in den Videos dieser Gender Reveals völlig übertriebene Reaktionen: ekstatische Freude, wenn es *»das Richtige«* wird – oder betretenes Schweigen, wenn es *»das Falsche«* ist. *»Rosa! Ja! So war es gewollt!«* Oder: *»Rosa? Ach, wir dachten, es wird ein Junge …«* Und plötzlich ist da ein Moment der Unsicherheit, des peinlich berührten Lächelns. Ein Moment, der eigentlich intim sein sollte – und nun vor dutzenden Menschen gespielt wird.

Eltern stehen dort – mit Kamera auf sich gerichtet – und müssen binnen Sekunden eine Emotion zeigen. Oder verstecken. Das Wunschgeschlecht ist eben nicht immer das, was die Natur vorsieht. Und dann? Dann wird aus dem *»Reveal«* ein Moment, in dem man sich verstellen muss. Man schluckt die Enttäuschung herunter. Weil man weiß, was jetzt kommt. Weil man gelernt hat, dass jede Form der Enttäuschung nicht in Ordnung ist.

Aber wieso eigentlich nicht? Warum dürfen wir nicht zugeben, dass wir ein bestimmtes Geschlecht im Kopf hatten? Warum dürfen wir nicht sagen: *»Ich hatte gehofft …«*? Warum müssen wir uns sofort schlecht fühlen, wenn der erste Gedanke nicht *»Egal was – Hauptsache gesund«* ist?

Die Antwort ist so einfach wie schmerzhaft: Weil wir es gelernt haben. Weil wir als Frauen – besonders als Mütter – konstant bewertet werden. Die *Müttermafia*, die schon bei der Wahl des Kinderwagens ein Urteil fällt, ist bei der Frage nach dem Wunschgeschlecht besonders laut. Sie ruft: *»Sei froh, dass du überhaupt schwanger bist!«* Oder: *»Wie kannst du nur enttäuscht sein? Denk doch an die, die keine Kinder bekommen können!«*

Und ja – natürlich sind Kinder ein Geschenk. Natürlich ist Fruchtbarkeit keine Selbstverständlichkeit. Aber Gefühle sind kein Nullsummenspiel. Die eigene Enttäuschung schmälert nicht die Dankbarkeit. Es geht nicht um Undankbarkeit – es geht um Menschlichkeit.

Im englischen Sprachraum gibt es dafür einen Begriff: *Gender Disappointment* – die Enttäuschung über das (vermeintlich) falsche Geschlecht. Sie ist kein Zeichen von schlechter

Elternschaft. Sie ist ein Ausdruck von Erwartung, von inneren Bildern, von Vorstellungen, die wir über Jahre – manchmal unbewusst – aufgebaut haben.

Manche Paare haben bereits mehrere Kinder desselben Geschlechts und wünschen sich *»mal die andere Seite«*. Manche denken an eigene Erfahrungen zurück, an die Beziehung zur Mutter oder zum Vater, und wünschen sich instinktiv ein Kind, mit dem sie diese Verbindung fortschreiben können. Anderen wiederum ist es vollkommen egal. Wieder andere lehnen geschlechtsspezifisches Denken bewusst ab und möchten ihr Kind so neutral wie möglich aufwachsen lassen. Alles hat seine Berechtigung. Weil jede Geschichte eine andere ist.

Und ja – Enttäuschung darf sein. Sie darf Raum bekommen. Nur wenn wir sie benennen dürfen, kann sie sich auch wandeln. Nur wenn wir ehrlich sind, kann sie sich auflösen. Denn in den allermeisten Fällen vergeht die Enttäuschung sehr schnell. Sie macht Platz für etwas Größeres: für Vorfreude, für Bindung, für Liebe.

Problematisch wird es nur dann, wenn dieses Gefühl bleibt. Wenn auch nach Wochen keine Verbindung zum ungeborenen Kind entsteht. Wenn sich Ablehnung oder Schuldgefühle einstellen. Dann ist es wichtig, nicht allein zu bleiben – sondern sich jemandem anzuvertrauen. Das kann eine Hebamme sein, eine psychologische Beratungsstelle, ein*e Therapeut*in. Denn auch das gehört zur Schwangerschaft: seelische Begleitung.

Ich selbst habe es erlebt. Ich erzähle dir von meiner Geschichte.

Mein Mann Can brachte seine Tochter Jana mit in unsere Ehe. Ein wunderbares Mädchen, damals vier Jahre alt. Ich habe sie von Anfang an wie meine eigene Tochter geliebt. Als ich zum ersten Mal selbst schwanger wurde, war der Wunsch nach einem Jungen da. Nicht weil ich Mädchen nicht mochte – sondern weil ich bereits ein Mädchen an meiner Seite hatte. Auch meine Schwiegereltern wünschten sich nach drei Enkeltöchtern einen Enkelsohn. Immer wieder hallte es in meinem Kopf: *»Es wird bestimmt ein Junge.«* Ich glaubte es fast selbst.

Nach 14 Schwangerschaftswochen erfuhren wir durch einen Bluttest: Es wird ein Mädchen. Und was soll ich sagen? Ich war enttäuscht. Kurz. Intensiv. Mein Mann auch. Wir waren es beide – für einen Moment. Dann ging es vorbei. Und das ist der Punkt: Diese Gefühle kommen und gehen. Sie sind nicht gefährlich – wenn wir ihnen Raum geben.

Beim zweiten Kind dann das gleiche Spiel. *»Jetzt wird's ein Junge! Ganz bestimmt.«* Und wieder: ein Mädchen. Ich musste lachen, als ich es erfuhr. Ja, wieder kurz enttäuscht – aber dann: diese Liebe. Diese Gewissheit, dass alles genau so richtig ist. Heute bin ich die stolzeste Mädchenmama, die man sich vorstellen kann. Ein Trio, das mein Herz auf den Kopf stellt – im besten Sinne.

Wenn ich die Zeit zurückdrehen könnte, würde ich mir nichts anderes wünschen. Denn ich weiß jetzt: Es kommt, wer kommen soll. Nicht wer in unseren Vorstellungen lebte – sondern wer zu uns gehört.

Die Geburt

Der Geburtstermin

Das große Finale – so fühlt es sich für viele Menschen an. Der Geburtstermin: ein Datum, das plötzlich so viel Bedeutung bekommt, obwohl man doch eigentlich noch gar nicht weiß, wer da überhaupt kommt. Wie wird das Baby aussehen? Wie riecht ein Neugeborenes? Wie fühlt es sich an, dieses kleine Wesen im Arm zu halten? Und doch: Dieses eine Datum kennt man. Es wird eingetragen, markiert, im Kalender bunt umkreist. Auf einmal dreht sich alles darum.

Kaum ist die Schwangerschaft verkündet, folgt sie fast wie aus der Pistole geschossen: *»Und? Wann ist es so weit?«* Mit dem Geburtstermin beginnt für viele die große Vorfreude – und gleichzeitig setzt sich im Hintergrund eine kollektive Rechenmaschine in Gang: Omas zählen die Monate, Freundinnen planen die Babyparty, die Schwiegermutter reserviert vorsorglich ihren Urlaub. Der Arbeitgeber notiert sich den Mutterschutzbeginn, Nachbarn spekulieren über Sternzeichen und mögliche Geburtsmonate. Es scheint, als hätte die Schwangerschaft plötzlich ein festes Ablaufdatum.

Obwohl wir alle wissen, dass Babys sich nicht an Kalender halten, wird dieses Datum von vielen wie ein heiliger Fixstern betrachtet. Als wäre es das Ergebnis einer präzisen

Berechnung, fast schon gesetzlich bindend. Dabei kommen nur etwa vier Prozent aller Babys tatsächlich am errechneten Termin zur Welt. Vier von hundert. Der Rest? Nun ja – sie haben, wie so oft im Leben, ihren ganz eigenen Zeitplan.

Medizinisch betrachtet ist der Geburtstermin nämlich genau das: eine grobe Orientierung. Er wird meist anhand des ersten Tages der letzten Periode berechnet – unter der Annahme, dass der Eisprung am 14. Zyklustag stattgefunden hat, der Zyklus 28 Tage lang war, der Geschlechtsverkehr zeitlich perfekt dazu passte und die Einnistung wie im Lehrbuch ablief. Dass das in der Realität selten so planmäßig verläuft, überrascht vermutlich niemanden. Viele Frauen wissen gar nicht exakt, wann der Eisprung war, Zyklen schwanken, der Körper tanzt ohnehin nach seiner eigenen Melodie.

Zwischen zwei Wochen vor und zwei Wochen nach dem errechneten Geburtstermin ist aus medizinischer Sicht alles völlig im Rahmen. Erst ab 42 + 0 spricht man von einer echten Übertragung. Zwischen 40 + 0 und 41 + 6 wird zunächst einfach gut beobachtet: Wie geht es dem Baby? Wie gut arbeitet die Plazenta noch? Wie sind Fruchtwassermenge, Durchblutung und Herztöne? Selbst der genaue Reifungszustand des Babys lässt sich oft erst nach der Geburt beurteilen: Ist noch viel Käseschmiere vorhanden? Wie weit sind die Fingernägel entwickelt? Gibt es kleine Fältchen an Händen und Füßen? Die Natur arbeitet hier mit erstaunlicher Vielfalt und zeigt uns immer wieder: Perfektion liegt nicht im Terminplaner.

Doch inmitten dieser wunderbaren Unberechenbarkeit gibt es eine ganz eigene Spezies, die sich ab der 36. Woche scharenweise zu Wort meldet: die berühmte *Müttermafia.* Selten bösartig, oft gut gemeint – aber nicht weniger präsent. Es sind die Freundinnen, Bekannten, Nachbarinnen, manchmal auch entfernte Tanten, Schwiegermütter oder die berühmte Freundin einer Freundin, die stets etwas beizutragen haben. Und egal, wie unterschiedlich ihre Geschichten sind: Jede Erfahrung wird mit einer solchen Überzeugung erzählt, dass man das Gefühl bekommt, es gäbe nur diesen einen, einzig wahren Weg zur perfekten Geburt.

»Also bei mir hat der Himbeerblättertee ab Woche 36 wahre Wunder bewirkt.«
»Akupunktur hat meine Geburt eingeleitet, da bin ich mir sicher!«
»Ich hab ab Woche 38 jeden Tag Treppensteigen gemacht – das Kind ist pünktlich gekommen!«
»Meine Ärztin hätte dich längst eingeleitet, so spät war ich nie dran.«

Und natürlich fehlen auch die Erfahrungsberichte nicht, bei denen das Baby nur dank der Einleitung überhaupt überlebt hat, oder im Gegenteil: dass die Einleitung nur wegen der bösen Ärzte überhaupt nötig wurde.

Als Hebamme muss ich hier oft schmunzeln. Denn natürlich: Es ist schön, wenn jemand seine ganz persönliche Erfolgsgeschichte erzählen kann. Und oft steckt hinter diesen Ritualen ein großes Bedürfnis, das Warten in den letzten Wochen aktiv zu gestalten. Doch wissenschaftlich betrachtet stehen viele dieser Maßnahmen in keinem belegbaren Zusammenhang mit dem tatsächlichen Geburtsbeginn. Ob Akupunktur, Himbeerblättertee, Datteln, Spaziergänge, Treppenlaufen, scharfes Essen oder gar die berühmte Ananas – die Wirkung auf den Geburtszeitpunkt ist bestenfalls begrenzt. Aber: Wenn es der werdenden Mutter guttut, für Entspannung sorgt und das Gefühl gibt, etwas für sich zu tun, dann darf es auch einfach ein kleines Ritual bleiben. Problematisch wird es nur, wenn aus diesen persönlichen Erfahrungswerten allgemeingültige Regeln gemacht werden. Oder schlimmer noch: Wenn daraus Druck entsteht.

Kaum überschreitet man die magische Marke von 40 + 0, wird das Umfeld oft unruhig. Fragen werden drängender: Wie, das Baby ist noch nicht da? Wird da jetzt nicht mal was gemacht? Also bei mir haben sie bei ET + 3 schon eingeleitet! Was viele gar nicht wissen: Medizinisch betrachtet beginnt eine echte Übertragung erst ab 42 + 0. Zwischen 40 + 0 und 41 + 6 wird zunächst einfach gut beobachtet: Wie geht es dem Baby? Wie gut arbeitet die Plazenta noch? Wie sind Fruchtwassermenge, Durchblutung und Herztöne?

Denn ja: Die Plazenta ist ein Organ auf Zeit. Sie wird zum Ende der Schwangerschaft hin langsam weniger leistungsfähig, weshalb das Baby engmaschig kontrolliert werden sollte. Aber das bedeutet nicht automatisch, dass sofort gehandelt werden muss. Viel wichtiger ist hier die individuelle Abwägung zwischen Nutzen und Risiko.

Und hier, genau hier, schaltet sich die *Müttermafia* gerne erneut ein – diesmal aber oft aus der anderen Ecke. Plötzlich wird die Einleitung zum Feindbild erklärt: Lass dich bloß nicht einleiten – das tut nur weh und macht alles schlimmer! Die

Ärzte wollen doch nur Geld verdienen mit den Einleitungen. Früher haben die Frauen das alles alleine geschafft.

Ich verstehe, woher diese Bedenken kommen. Und es stimmt durchaus: Nicht jede Einleitung ist medizinisch zwingend notwendig, manches wird sicher auch aus organisatorischen Gründen forciert. Aber gleichzeitig gibt es sehr wohl klare medizinische Indikationen, wann eine Einleitung sinnvoll, manchmal sogar lebensrettend ist. Ein Blasensprung ohne Wehen über mehr als 24 Stunden, Auffälligkeiten bei der Versorgung, auffällige Herztöne, mütterliche Erkrankungen – all das sind Situationen, in denen das Risiko einer abwartenden Haltung größer wäre als das einer Einleitung.

Die Geburtshilfe ist stets eine Abwägung zwischen Nutzen und Risiko. Und diese Abwägung gehört in die Hände von Fachleuten: von Hebammen, Ärztinnen und Ärzten, die täglich genau diese Entscheidungen begleiten.

Die letzten Wochen einer Schwangerschaft sind emotional oft eine Achterbahnfahrt. Müdigkeit, Rückenschmerzen, das zunehmende Gewicht, die Nervosität vor dem großen Tag – all das mischt sich mit der riesigen Vorfreude auf das Kind. Einige Frauen wünschen sich einfach nur, dass es endlich losgeht. Andere können erstaunlich gelassen abwarten. Und beides ist völlig in Ordnung.

Denn während im Außen scheinbar nichts passiert, arbeitet der Körper längst auf Hochtouren. Der Gebärmutterhals verkürzt sich, das Köpfchen senkt sich, das Bindegewebe wird weicher, der Hormonhaushalt stellt sich langsam um. Jede kleine Senkwehe, jeder Druck nach unten, jedes Ziehen signalisiert: Der Körper macht sich bereit. Auch wenn es für Außenstehende noch nicht sichtbar ist.

Geburt ist keine exakte Wissenschaft. Keine Uhr dieser Welt kann den perfekten Moment vorherbestimmen. Die Natur hat hier seit Millionen von Jahren ihren eigenen Plan. Und den verfolgt sie meist sehr zuverlässig – nur eben nicht immer pünktlich nach Kalender. Jedes Baby hat seinen eigenen perfekten Moment. Und auch wenn die *Müttermafia* in den letzten Wochen gerne noch einmal alles auspackt – am Ende ist es euer gemeinsamer Weg. Und dieser darf individuell sein.

Für alle, die werdende Mütter begleiten, wäre es manchmal das größte Geschenk, einfach nur Folgendes zu sagen: Ich denke an dich. Ich bin hier. Dein Baby kommt, wenn es bereit ist.

Denn genau diese Worte schaffen Raum für Vertrauen. Sie lassen die Vorfreude zu dem werden, was sie sein sollte: ein erwartungsvolles, warmes Gefühl – frei von Druck, frei von Vergleichen, frei von Konkurrenz.

Du darfst dich jetzt voller Liebe zurücklehnen, tief durchatmen, die letzten Tritte genießen, vielleicht noch ein wenig schlafen, Kraft sammeln – für das größte Abenteuer, das bald beginnt. Denn eines ist sicher: Dein Baby wird kommen. Zur richtigen Zeit.

Erwartung vs. Realität

Und dann kommt er, dieser eine Tag. Der Tag, auf den man monatelang hingearbeitet hat. Entweder lang ersehnt oder ein bisschen gefürchtet. Und natürlich hat man sich im Kopf längst das passende Drehbuch zurechtgelegt: Wie wird es losgehen? Wird es nachts sein? Oder morgens mit dem ersten Sonnenstrahl? Kommt der Blasensprung wie im Film? Wie lange dauert es? Und – die wohl größte Frage: Wie wird sich eine Wehe überhaupt anfühlen?

Sich ein Bild davon zu machen und sich Wünsche zurechtzulegen, ist völlig normal. Es wäre ja auch irgendwie seltsam, völlig unvorbereitet in diesen besonderen Tag zu gehen. Aber: Dieses Bild, das wir uns machen, ist nicht selten stark von dem geprägt, was wir aus Filmen, Serien und den Erzählungen anderer kennen. Und hier beginnen oft die kleinen und großen Missverständnisse.

Ich erinnere mich noch gut an ein Gespräch mit meinem Mann, kurz vor der Geburt unserer ersten Tochter. Er fragte sich – und mich – wie ich denn wohl aussehen würde, wenn ich presse oder schreie. Ob ich dann auch so völlig ausraste. Ich sah ihn etwas verwundert an und fragte: *»Wie ausrasten?«* Er zuckte mit den Schultern: *»Na ja … Du weißt schon … So wie in den Filmen.«*

Da haben wir den Übeltäter: die Film-Geburt. Laut. Kurz. Dramatisch. Und immer liegt die Frau in einem gynäkologischen Stuhl, ringt nach Luft, kreischt, während wild schreiende Ärzte durch den Kreißsaal stürmen. Meistens kommt dann noch der panisch werdende Partner dazu, der kreidebleich am Kopfende steht, um kurz danach in Ohnmacht zu fallen. Schnitt. Baby da. Musik. Happy End.

Als Hebamme weiß ich, dass Geburten so ganz anders aussehen können. Für meinen Mann aber war das die einzige Vorlage, die er je gesehen hatte. Und damit ist er nicht allein. Viele Menschen haben nie eine echte Geburt erlebt oder begleiten dürfen – ihre einzige *»Erfahrung«* sind genau diese medialen Bilder. Und sie prägen mehr, als uns lieb ist.

Auch ich selbst kann mich noch an meine Kindheit erinnern. Geburten haben mich damals schon fasziniert, aber sie machten mir auch Angst. In Filmen und Erzählungen wurden sie so schmerzhaft und beängstigend dargestellt, dass ich lange Zeit riesige Angst davor hatte, überhaupt einmal selbst gebären zu müssen. Und das, obwohl ich zu dem Zeitpunkt noch nicht einmal in der Nähe des gebärfähigen Alters war.

Dabei ist es so wichtig, ein realistisches Bild von Geburt zu bekommen. Als Hebamme habe ich mittlerweile hunderte Geburten begleitet – und ich kann mit Überzeugung sagen: Es gibt nicht die eine Geburt. Ich habe leise, kraftvolle Geburten erlebt. Schnelle Geburten, die selbst mich überrascht haben. Sehr langsame, zähe, anstrengende Geburten. Laut lachende Frauen während der Wehen. Tränen. Stille. Und immer wieder diese unglaubliche Kraft, die Geburt so einzigartig macht.

Was mich aber immer wieder ärgert: Wie sehr diese eine Rückenlage als einzig wahre Geburtsposition verkauft wird. Sie zieht sich durch Lehrbücher, Filme und Serien – und sie ist medizinisch betrachtet tatsächlich die ungünstigste Position, die man zur Geburt wählen kann. Denn im Liegen arbeitet die

Schwerkraft nicht mit, das Becken ist weniger weit geöffnet, der Druck auf den Damm erhöht sich unnötig. Viel sinnvoller sind aufrechte Positionen: Hocken, Stehen, Sitzen, Vierfüßlerstand – oder auch in einer Badewanne. Diese Positionen helfen dem Baby beim Tiefertreten und entlasten gleichzeitig den Beckenboden. Studien zeigen, dass Geburtsverletzungen durch aufrechte Geburtspositionen verringert werden können.

Und trotzdem sage ich: Wenn du dich in Rückenlage am wohlsten fühlst – bitte. Go for it! Am Ende zählt, dass du dich sicher und gut aufgehoben fühlst. Denn kein Geburtsratgeber, kein Kurs und auch keine Hebamme sollte dir vorschreiben, was für dich richtig ist. Geburt ist etwas zutiefst Individuelles.

Neben den überdramatisierten Darstellungen gibt es aber auch noch die andere Seite: die romantisierte Variante. Kerzenlicht, beruhigende Musik, Badewanne, gedämpftes Licht, ein lächelnder Partner am Beckenrand, der dir die Hand hält und dich zwischen den Wellen zärtlich küsst. Auch das gibt es – und es kann wunderschön sein. Aber auch hier gilt: Nicht jede Geburt läuft so ab. Und es muss auch nicht so laufen, um schön zu sein.

Uns sollte eins bewusst sein: Keine Geburt gleicht der anderen. Es gibt kein richtig oder falsch, kein besser oder schlechter. Geburt ist ein Naturprozess, der sich seinen ganz eigenen Rhythmus sucht. Mal laut, mal leise. Mal anstrengend, mal überraschend leicht. Und manchmal alles gleichzeitig.

Und dann – wenn du dich innerlich gerade einigermaßen sortiert hast – tritt sie auf den Plan: die *Müttermafia* mit den berühmten ungefragten Geburtsberichten. Und sie kommt gleich in mehreren Ausführungen.

Da ist zunächst die Fraktion *»Ich habe es easy gemacht«*. Sie erzählen dir ungefragt, wie schnell und problemlos ihre Geburt doch war:

»Bei mir war alles in drei Stunden erledigt.«
»Ich habe die Wehen kaum gespürt,
ich war einfach ganz entspannt.«
»Man muss nur richtig atmen und loslassen,
dann geht das alles wie von selbst.«

Solche Aussagen klingen erst mal nach harmlosen Erfahrungsberichten, sind aber oft subtiler Druck. Plötzlich fragt man sich unweigerlich: Warum bin ich dann so nervös? Was, wenn ich nicht so entspannt bin? Mache ich etwas falsch, wenn ich Schmerzen habe?

Aber die *Müttermafia* wäre nicht die *Müttermafia*, wenn es nicht noch die andere Fraktion gäbe. Nennen wir sie mal: die *»Schmerzmärtyrerinnen«*. Hier geht es darum, wer am meisten gelitten hat. Und das mit einem gewissen Stolz.

»Bei mir waren es 36 Stunden reine Höllenqualen.«
»Die Wehen waren so schlimm, ich dachte, ich sterbe.«
»Ich habe das alles ohne PDA durchgestanden.«

Und plötzlich fühlst du dich auch hier schlecht. Weil du vielleicht eine PDA willst. Weil du nach sechs Stunden schon völlig erschöpft bist. Weil du nicht *»heroisch«* durch die Wehen atmest, sondern denkst: *Verdammt, ich will Schmerzmittel. Jetzt. Sofort.* Beide Varianten haben am Ende die gleiche Wirkung: Sie setzen Maßstäbe. Und sie vermitteln dir das Gefühl, dass deine Geburt nur dann richtig gut war, wenn du entweder gar nichts gespürt hast — oder maximal alles ertragen hast. Dazwischen scheint es in ihren Köpfen nichts zu geben.

Aber die Wahrheit ist: Geburt ist keine Heldinnenprüfung. Keine Mutprobe. Kein Wettbewerb, wer am meisten aushält, am lautesten schreit oder am wenigsten schreit. Es gibt keine goldene Medaille für *»durchgebissen«*, keine Ehrenurkunde für *»ohne Schmerzmittel«* und schon gar keinen Trostpreis für *»mit PDA«*.

Jede Geburt ist ein Kraftakt. Jede Frau leistet unter der Geburt Unfassbares – egal, wie der genaue Ablauf aussieht.

Und was viele vergessen: Schmerz ist immer subjektiv. Zwei Frauen können exakt den gleichen Wehenverlauf haben – und völlig unterschiedlich empfinden. Der eine Körper reagiert sensibler, der andere verarbeitet die Reize anders. Das Schmerzempfinden hängt von so vielen Faktoren ab: körperliche Verfassung, hormoneller Zustand, mentale Vorbereitung, Erschöpfung, Geburtsposition, Vertrauen ins Team. Und manchmal entscheidet einfach nur die Tagesform.

Manche Frauen erleben Geburt eher als Druck, weniger als Schmerz. Andere erleben sehr intensive Schmerzen, schon in der Eröffnungsphase. Beide haben Recht. Beide empfinden. Und beide haben alles richtig gemacht.

Deshalb: Bitte hör auf, dich zu vergleichen. Nicht mit der Nachbarin, nicht mit der Schwiegermutter, nicht mit der Freundin, die *»ja schon drei Kinder geboren hat«*. Und schon gar nicht mit den Heldinnengeschichten der *Müttermafia*. Ich habe nichts gegen Geburtsberichte, ganz im Gegenteil, ich finde sie unfassbar interessant und habe mich mit positiven Geburtsberichten auf meine eigenen Geburten eingestimmt. Mir ist es wichtig, diese von ungefragten Geburtsberichten der *Müttermafia* zu differenzieren. Jene, die nur dafür da sind, sich selbst ins beste Licht zu stellen.

Und am Ende zählt nur eines: Dass du und dein Baby diesen Weg gemeinsam geschafft habt.

Ob es drei Stunden waren oder dreißig, ob du ganz leise warst oder wie ein Löwe gebrüllt hast, ob du Schmerzmittel gebraucht hast oder nicht – dein Körper hat geboren. Du hast geboren. Punkt. Und das ist *immer* eine Leistung. Ohne Vergleich, ohne Pokale, ohne Rangliste.

Was ist eine normale Geburt?

»Hattest du eine normale Geburt?«, wird manchmal gefragt. Aber was bedeutet eigentlich normal? Vaginal? Ohne PDA? Ganz ohne Schmerzmittel? Alles, nur kein Kaiserschnitt? Und was ist im Umkehrschluss nicht normal?

Häufig begegnet mir diese Frage mit der Intention, herauszufinden, ob jemand vaginal oder durch einen Kaiserschnitt (der Fachbegriff lautet *Sectio caesarea*) geboren hat. Je nachdem, wen man fragt, bekommt man unterschiedliche Vorstellungen davon, was eine Geburt *»normal«* macht – und genau darin liegt das eigentliche Problem.

Denn *»normal«* ist kein medizinisch klar definierter Begriff, sondern häufig ein gesellschaftlich geprägter Maßstab. Ein Maßstab, der selten neutral ist – und der bei vielen Frauen das Gefühl hinterlässt, sich einordnen oder erklären zu müssen.

In diesem Bereich sitzt die *Müttermafia* meist im eigenen Kopf. Die Erwartungen an einen selbst lassen Mütter manchmal schon vor der Geburt an sich selbst zweifeln. Bereits in der Schwangerschaft kommt manchmal die Frage, ob man sich denn eine *»natürliche«* oder *»normale«* Geburt wünscht.

In der Medizin spricht man von einer normalen Geburt, wenn die Wehen spontan beginnen, das Kind in Schädellage liegt, keine geburtshilflichen Eingriffe wie Saugglocke oder Zange notwendig sind und Mutter und Kind währenddessen und danach stabil bleiben. Es ist also eine Beschreibung eines physiologisch unkomplizierten Ablaufs – ohne Wertung. Aber außerhalb der Leitlinien – in den Erzählungen, Erwartungen und Meinungen – wird dieses *»normal«* oft mit anderen Bedeutungen aufgeladen. Viele verbinden damit automatisch auch: möglichst natürlich, möglichst wenig Unterstützung, möglichst *»ursprünglich«*. Und genau da vermischen sich zwei Begriffe, die man eigentlich voneinander unterscheiden sollte: *normal und natürlich.*

»Natürlich« klingt für viele nach einer idealen Geburt: ruhig, selbstbestimmt, im besten Fall ohne Schmerzmittel, vielleicht in einer vertrauten Umgebung, begleitet von Menschen, denen man vertraut. Dieses Bild ist für manche Frauen ein Wunsch – und das ist völlig in Ordnung. Schwieriger wird es, wenn daraus ein Ideal entsteht, an dem sich andere messen und sich plötzlich hinterfragen müssen, wenn ihre Geburt davon abweicht.

Denn nicht jede Geburt verläuft so, wie man es sich vorher vorgestellt hat. Und nicht jede Frau erlebt eine spontane Geburt als positiv – genauso wie nicht jede Frau nach einem

Kaiserschnitt enttäuscht ist. Geburten sind so verschieden wie die Menschen, die sie erleben. Und es gibt keinen richtigen oder falschen Weg. Es gibt nur den eigenen.

Ich erlebe immer wieder, dass Frauen ihre Geburtserfahrung relativieren, bevor sie sie überhaupt aussprechen – mit Sätzen wie: *»Es war leider ein Kaiserschnitt«*, oder *»Ich habe es nicht ganz ohne PDA geschafft.«* Als müsste man sich rechtfertigen. Dabei ist jede Geburt ein bedeutender Moment – unabhängig davon, ob sie als *»normal«* durchgeht oder nicht.

Auch eine Geburt mit PDA kann eine kraftvolle, selbstbestimmte Erfahrung sein. Auch ein Kaiserschnitt kann sich richtig und sicher anfühlen. Auch eine Einleitung kann nötig, gewünscht oder die beste Entscheidung für Mutter und Kind sein. Worauf es ankommt, ist nicht, ob eine Geburt bestimmten Vorstellungen entspricht, sondern wie sie erlebt wurde. Ob sich die Frau gesehen gefühlt hat. Ob sie entscheiden durfte. Ob sie getragen wurde – auch wenn der Weg anders verlief als gedacht.

Wenn wir von außen mit Begriffen wie *»normal«* oder *»natürlich«* umgehen, sollten wir uns immer fragen: Was bewirken diese Worte bei der Frau, die geboren hat? Schaffen sie Verständnis – oder setzen sie unter Druck? Geben sie Halt – oder lösen sie Zweifel aus?

Es geht nicht darum, Begriffe zu verbieten oder bestimmte Wünsche schlechtzureden. Es geht darum, einen liebevolleren, achtsameren Umgang damit zu finden. Einen, der alle Wege anerkennt. Einen, der Raum lässt für Unterschiedlichkeit.

Denn was am Ende zählt, ist nicht der genaue Ablauf, sondern das Gefühl. Die Erinnerung. Das Erleben. Und dieses Erleben ist immer persönlich – immer einzigartig – und verdient Respekt, unabhängig davon, wie es auf dem Papier aussieht.

Deine Geburt war deine. Und sie darf genau so erzählt werden, wie sie sich für dich angefühlt hat – ohne Vergleich, ohne Bewertung, ohne Rechtfertigung.

Wenn man also Details einer Geburt erfragen möchte, dann gerne in direkten und wertfreien Fragen wie: *»Hast du vaginal geboren?«*

Der (Not?)Kaiserschnitt

»Ich hatte einen Notkaiserschnitt« – diesen Satz höre ich in meiner Arbeit als Hebamme oft. Und jedes Mal spüre ich: Dahinter steckt ein intensives Erlebnis, manchmal Angst, manchmal Ohnmacht – manchmal auch einfach der Wunsch, einordnen zu können, was da eigentlich passiert ist. Oft ist es aber kein Notkaiserschnitt gewesen.

Echt gibt nicht den *einen* Kaiserschnitt. In der Medizin unterscheiden wir mehrere Formen – und genau diese Unterscheidungen helfen uns, die Geburtsverläufe besser zu verstehen und Frauen gezielter begleiten zu können. Denn Worte machen etwas mit uns. Vor allem in einem so sensiblen, körperlich wie emotional intensiven Bereich wie der Geburt.

Um etwas Licht ins Dunkel zu bringen, schauen wir uns die Begriffe einmal an:

Primärer Kaiserschnitt: Ein geplanter Kaiserschnitt. Er wird vor dem Geburtsbeginn festgelegt, etwa aus medizinischen oder persönlichen Gründen. Die Geburt findet ohne Wehen statt – meist in ruhiger, vorbereiteter Atmosphäre.

Sekundärer Kaiserschnitt: Ungeplant, aber nicht überstürzt. Er wird während der Geburt entschieden, wenn zum Beispiel der Geburtsverlauf ins Stocken gerät oder sich die Bedingungen für Mutter oder Kind verändern.

Eiliger Kaiserschnitt: Dieser Begriff wird häufig mit dem Notkaiserschnitt verwechselt – obwohl er medizinisch klar davon unterschieden wird. *»Eilig«* bedeutet: Es besteht Handlungsbedarf, aber kein unmittelbarer Notfall. Für den Eingriff bleiben in der Regel rund 30 Minuten Zeit – genug, um zum Beispiel eine Spinalanästhesie zu setzen. Ein auffälliges CTG kann hier ein Auslöser sein.

Notkaiserschnitt: Er ist die Ausnahme – glücklicherweise. Nur etwa 1–3 von 100 Geburten enden in einem echten Notkaiserschnitt. In diesen Fällen zählt jede Minute. Es handelt sich um eine akute Gefährdung des Lebens von Mutter und/oder Kind. Ein solcher Eingriff erfolgt fast immer in Vollnarkose und ohne Vorwarnung. Gründe können zum Beispiel ein Nabelschnurvorfall oder ein Gebärmutterriss sein.

Warum ist es wichtig, diese Unterschiede zu kennen? Weil Worte nicht nur beschreiben – sie prägen unser Erleben. Wer glaubt, einen *»Notkaiserschnitt«* erlebt zu haben, obwohl es medizinisch ein geplanter oder eiliger Kaiserschnitt war, trägt möglicherweise eine größere Schwere mit sich, als es sein müsste. Und gleichzeitig: Auch ein geplanter Kaiserschnitt kann emotional fordernd sein. Auch ein sekundärer kann traumatisch wirken. Das eine schließt das andere nicht aus.

Doch der Begriff *»Notkaiserschnitt«* steht medizinisch betrachtet am Ende der Skala – dort, wo es tatsächlich um Leben und Tod geht. Für uns Hebammen ist es wichtig, das zu unterscheiden. Auch, um in der Nachsorge gezielt unterstützen zu können. Und um Frauen die Möglichkeit zu geben, ihre Geburtserfahrung richtig einzuordnen. Denn: Ein Gefühl der Ohnmacht kann entstehen, wenn der Moment der Geburt nicht bewusst erlebt wurde – wie es etwa nach einem Notkaiserschnitt häufig der Fall ist.

Was mir dabei besonders wichtig ist: Es geht nicht darum, Erlebnisse herabzustufen oder jemandem das Gefühl zu nehmen, dass seine Geburt herausfordernd war. Es geht darum, Sprache bewusst einzusetzen – auch im Sinne der eigenen Verarbeitung. Leider begegnet mir auch hier die *Müttermafia* – manchmal laut, manchmal leise, aber oft in den Gedanken der Frauen selbst. Sätze wie: *»Hätte ich besser durchgehalten, wäre es nicht so weit gekommen«*, oder *»Ich habe versagt, weil es nicht spontan geklappt hat.«*

Und auch das: *»Andere hatten ja nur einen geplanten Kaiserschnitt«* – als wäre das weniger wert, weniger Geburt, weniger Mut. Doch Geburt ist kein Wettbewerb. Nicht im Schmerz, nicht im Ablauf. Und vor allem nicht im Ergebnis.

Wichtig ist nicht nur, dass ein gesundes Baby geboren wird. Wichtig ist auch, dass eine Frau sich gesehen fühlt. Dass ihre Geburtserfahrung anerkannt wird – in ihrer Besonderheit, unabhängig vom Weg. Denn diese Erfahrung bleibt. Ein Leben lang.

»Wenn du es nicht erlebt hast«

Die *Müttermafia* schafft gerne Grenzen. Auch zwischen Menschen. Wer etwas nicht erlebt hat, kann doch gar nicht die nötige Empathie haben, richtig? Falsch! Wie oft hört man als Mama: *»Warte ab bis …«* Es fühlt sich an wie ein ewiges Warten auf etwas Neues, was man erreichen oder erklimmen muss. Aber man muss nicht zwingend etwas selbst erfahren haben, um mitfühlen zu können.

Es gibt durch diese Aussagen eine unsichtbare Abgrenzung von *»ihr«* und *»wir«*. Diejenigen, die etwas erlebt haben und diejenigen, die es (noch) nicht erlebt haben.

Ich bin Hebamme geworden, bevor ich selbst Babys geboren habe und habe von der ersten Sekunde an die Frauen mit Respekt und Empathie betreut. Das hat nichts mit meiner Erfahrung zu tun, sondern mit meinem Charakter, meinen Werten und Normen. Ob ich selbst je ein Baby bekommen habe, wüsste wie sich ein Kaiserschnitt anfühlt oder eine PDA, spielt keine Rolle. Was eine Rolle spielt, ist mein Fachwissen und meine Art der Betreuung während der Geburt. Natürlich kann man Dinge, die man selbst erlebt hat, anders nachempfinden, aber das ändert nichts an der Art der Hebammenbetreuung und genauso wenig am Muttersein.

Es gibt kein *»ihr«* und *»wir«*. Wir erleben alle die unterschiedlichsten Dinge und uns verbindet viel mehr als uns trennt: die Erfahrung, Eltern zu werden, ein Leben zur Welt zu bringen, dabei nie ganz genau zu wissen, was wir eigentlich machen und ob wir es richtig machen.

Bei Geburten ist es ohnehin so, dass jede Geburt anders ist. Meine erste Geburt ist so anders als meine zweite gewesen. So unterschiedlich wie meine Kinder sind, so unterschiedlich sind sie auch auf diese Welt gekommen.

Zweimal durfte ich das erleben. Zweimal hat mein Körper das Unvorstellbare geleistet. Zweimal habe ich neu verstanden, was ich schon gefühlt hatte – aber eben auf eine andere Weise.

Wisst ihr, was sich verändert hat? Nicht meine Fähigkeiten als Hebamme. Nicht mein Wissen. Aber meine Sprache, meine Bilder, meine Vergleiche. Vielleicht auch meine Geduld. Und: Mein Blick auf andere Frauen – vor allem auf die, die glauben, *»nicht genug erlebt zu haben«*, um dazugehören zu dürfen.

Denn auch mir begegneten Frauen auf der anderen Seite. Frauen, die Geburten begleiteten, ohne selbst Kinder zu haben. Meine eigenen Hebammen zum Beispiel. Keine Kinder. Kein *»Mama-Sein«*. Und doch: Mit keiner Faser meines Herzens hätte ich sie missen wollen. Sie waren mein Anker, meine Stärke, meine Sicherheit. Ihre Namen werde ich nie vergessen. So wie – hoffentlich – auch mein Name in manchem Herzen geblieben ist.

Erfahrungen sind wertvoll. Keine Frage. Aber sie sind kein Maßstab für Mitgefühl. Kein Maßstab für Kompetenz. Kein Maßstab für Nähe.

Was mich traurig macht, ist dieses ewige Trennen: ihr – die erfahrenen Mütter und wir – die noch Unwissenden, die Fragenden. Dabei verbindet uns so viel mehr als uns trennt: die Unsicherheit. Die Verantwortung. Die Frage, ob wir gut genug sind. Der Moment, wenn ein Neugeborenes zum ersten Mal atmet – und alles andere stillsteht. Die Augenblicke, in denen wir heimlich weinen, weil alles zu viel ist. Und die, in denen wir lachen, obwohl wir todmüde sind. Wir sind kein *»ihr«* und *»wir«*. Wir sind alle auf dieser Reise. Und jede Reise beginnt anders, verläuft anders, fühlt sich anders an.

Auch meine beiden Geburten hätten unterschiedlicher nicht sein können. Zwei Kinder – zwei Wege ins Leben. Zwei Körper – zwei Geschichten. Zwei Mütter – denn auch ich bin nicht dieselbe geblieben.

Jede Geburt ist einzigartig. Und doch bringt sie uns alle an den gleichen Ort: an den Anfang. Den Anfang eines neuen Lebens. Den Anfang einer Rolle, in der wir über uns hinauswachsen. Und manchmal auch an den Anfang einer neuen Verbindung – zwischen Frauen, zwischen Müttern, zwischen Menschen, die sich gegenseitig halten anstatt sich zu messen.

Ich wünsche mir eine Welt, in der wir einander zuhören, statt zu vergleichen. In der wir einander stärken, statt abzugrenzen. In der wir uns nicht fragen, was jemand erlebt hat, sondern wie er oder sie einem Menschen begegnet. Denn das zählt. Nicht, was du erlebt hast. Sondern wie du fühlst. Und wie du andere fühlen lässt.

Wochenbett

Der erste Besuch

Die Geburt ist kaum vorbei, da beginnt das große Kommen und Gehen. Noch während der Wochenfluss fließt und der Körper sich neu sortiert, während das Baby an der Brust saugt und die Mutter sich selbst zwischen den Welten sucht – klopft es. Wortwörtlich. An der Tür. *»Nur mal kurz schauen«* oder *»Wir bleiben auch nicht lang.«* Sätze, die wie ein kleiner Sturm in die zarte Stille des Wochenbetts platzen.

Dabei sehnt man sich vielleicht gerade nach Rückzug. Oder nach Nähe. Nach Ruhe. Oder Austausch. Was man aber in den allermeisten Fällen nicht braucht: unangemeldeten Besuch mit starken Parfums, neugierigen Fragen und leerem Magen. Der erste Besuch im Wochenbett ist nicht irgendein Treffen – er ist eine Art Eintritt in einen geschützten Raum. Und der sollte mit Bedacht betreten werden.

Besuch. Willkommen oder überfordernd? Schön oder viel zu früh? Im Idealfall entscheidet das die Familie. Aber so oft sieht die Realität anders aus. Es wird nicht gefragt, sondern angekündigt. Es wird nicht gelauscht, sondern gemacht. Und mittendrin: eine Mutter, die sich selbst noch kaum wiedererkennt, die ihr Baby gerade erst kennengelernt hat und doch schon Gastgeberin sein soll. Willkommen in der Baby-Bubble. Oder wie ich manchmal denke: im emotionalen

Ausnahmezustand auf leisen Sohlen. Mit müdem Lächeln und schweren Schultern.

Dabei verläuft jedes Wochenbett anders. Für manche fühlt sich Besuch an wie eine Umarmung. Für andere wie ein Eindringen. Beides ist okay. Es gibt kein *»So muss das sein«*. Nur ein *»So fühlt es sich für mich richtig an«* – und das sollte zählen.

Aber: Oft tut es das nicht. Plötzlich muss man sich erklären. Rechtfertigen. Haltung zeigen. Rückgrat beweisen. Und das in einer Zeit, in der man eigentlich nur eines will: gehalten werden. In der es nicht um Etikette oder Höflichkeit geht, sondern um Selbstschutz, um das Gefühl, nicht auch noch bei sich selbst übergangen zu werden.

Und genau deshalb muss dieser Besuch anders sein. Er darf nicht einfach passieren. Er muss eingeladen werden. Und wenn er eingeladen ist, dann bitte mit Regeln, die nicht kleinlich, sondern notwendig sind. Regeln, die Raum schaffen für das, was in diesen ersten Tagen am wichtigsten ist: Ruhe, Bindung, Schutz.

Regel Nummer eins: Wir waschen unsere Hände. Ja, auch wenn wir nur kurz reinschauen. Auch wenn wir uns gesund fühlen. Auch wenn wir denken, dass wir das Baby gar nicht anfassen. Es geht nicht um uns. Es geht um dieses kleine Wesen, das gerade erst dabei ist, ein Immunsystem aufzubauen. Und um Eltern, die sich auf genau diese Achtsamkeit verlassen wollen.

Regel Nummer zwei: Verhaltet euch nicht wie Besuch. Wer kommt, bringt etwas mit. Und ich meine nicht einen Blumenstrauß oder Babyspielzeug. Ich meine Suppe. Gekochte Mahlzeiten. Frisches Obst. Und das Verständnis, dass man sich selbst zurücknimmt. Dass man vielleicht einfach die Spülmaschine ausräumt, ohne großes Aufheben. Dass man fragt: *»Was brauchst du gerade am meisten?«* – und dann genau das tut. Ich weiß, dass sich nicht jeder gerne die Bude putzen lässt, aber etwas Obst und Gemüse werden sicher nicht abgelehnt.

Regel Nummer drei: Kein Parfüm. Auch wenn es zum eigenen Wohlfühlritual gehört. Auch wenn man *»nur einen Spritzer«* genommen hat. Neugeborene riechen ihre Mama. Ihren Papa. Die Milch. Ihre Welt. Ein fremder, starker Duft stört nicht nur sie, sondern kann die zarte Bindung beeinflussen. Und manche Wöchnerinnen – voll im Hormonrausch – bekommen Kopfschmerzen oder Übelkeit davon. Das ist so leicht zu vermeiden: einfach weglassen.

Regel Nummer vier: Wir nehmen das Baby nicht einfach auf den Arm. Ja, es ist süß. Ja, es liegt da wie ein Geschenk. Aber das ist es eben: ein Geschenk – und das darf man nicht einfach auspacken. Fragen ist Pflicht. Und ein *»Nein«* ist keine Unhöflichkeit. Sondern ein Ausdruck von Bindung und Schutzinstinkt. Das Baby gehört in den Arm der Mutter – oder dahin, wo es gerade sicher schläft. Nicht auf den Präsentierteller.

Regel Nummer fünf – und die ist nicht verhandelbar: Wir küssen das Baby nicht. Auf keinen Fall. Auch nicht *»nur kurz«*. Auch nicht *»Ich bin doch gesund.«* Herpes kann für Babys lebensgefährlich sein. RSV ebenso. Es geht hier nicht um

Übervorsicht. Es geht um Leben und Gesundheit. Wenn man das Baby liebt, zeigt man das mit Abstand – und mit Respekt.

Was man übrigens immer fragen darf: *»Wie geht's dir?«* Aber bitte echt meinen. Nicht als Floskel. Und dann zuhören. Nicht gleich mit der eigenen Geschichte rausrücken. Nicht relativieren. Nicht gleich optimieren. Einfach zuhören.

Und was man sich bitte definitiv spart: ungefragte Ratschläge. Gerade im Wochenbett sind sie wie kalter Kaffee: Niemand hat danach verlangt, und sie schmecken bitter. Wer es wirklich gut meint, hört erst zu. Fragt nach. Und wartet, ob da ein Raum entsteht, in dem ein Austausch sinnvoll ist.

Und nein, das Wochenbett ist keine Zeit, um Mütter mit Fragen zu löchern: *»Stillst du?«*, *»Schläft er durch?«*, *»Wie war die Geburt?«* Diese Fragen können okay sein – aber bitte in einem Ton, der echtes Interesse zeigt. Und nicht Neugierde gepaart mit unterschwelligem Bewerten.

Denn das ist das große Problem der *Müttermafia*: Es geht oft gar nicht ums Fragen, sondern ums Einordnen. Ums Platzieren. Um das Gefühl: Ich weiß es besser. Ich hab's besser gemacht. Ich hab's überlebt und du wirst es auch schaffen. Aber Wöchnerinnen brauchen keine Überlebensberichte. Sie brauchen Licht. Wärme. Bestärkung. Und das Gefühl: Du bist gut, so wie du es gerade machst. Auch wenn du noch unsicher bist. Auch wenn du dich verloren fühlst. Auch wenn du keine Ahnung hast, welcher Tag überhaupt ist.

Wenn wir also wirklich helfen wollen: Dann bringen wir kein Urteil mit, sondern offene Herzen. Dann lassen wir die Tür zu, wenn es zu viel wird. Und öffnen sie, wenn sie gebraucht wird. Denn das Wochenbett ist eine sensible, besondere Zeit. Und wer diesen intimen Raum betritt, tut das bitte achtsam. Nicht laut. Nicht fordernd. Sondern mit dem Wissen: Hier entsteht gerade etwas ganz Großes. Und das braucht Raum. Kein Protokoll.

Stillen

»Stillst du?«
»Du stillst nicht?«
»Du stillst nicht mehr?«
»Du stillst immer noch?!«

Willkommen bei der *Müttermafia*, wo jede Entscheidung zur öffentlichen Abstimmung steht – und das mit Nachdruck. Kaum ein Thema ist so emotional aufgeladen, so gesellschaftlich durchdiskutiert und gleichzeitig so intim wie das Stillen. Und gerade deshalb eignet es sich hervorragend als Spielfeld für die *Müttermafia*: Stillen – ja bitte! Aber nicht zu lang. Sechs Monate? Puh, das ist doch viel zu wenig! Zwei Jahre? Uff, das ist doch viel zu viel! Wo bleibt da das Kind? Wo bleibt da die Mutter? Und überhaupt: Wo bleibt da das Recht auf Ruhe vor all den ungefragten Meinungen?

Fakt ist: Muttermilch ist ein Wunderwerk. Sie ist individuell zusammengesetzt, passt sich den Bedürfnissen des Kindes an, ist kostenlos, sofort verfügbar und perfekt temperiert. Sie enthält Antikörper, lebende Zellen, Proteine, Fette und Kohlenhydrate – abgestimmt auf jedes einzelne Baby. Sie ist Nahrung, Nähe, Trost und Medizin in einem. Und dennoch: Nicht jede Mutter stillt. Nicht jede will. Nicht jede kann. Nicht jede darf. Und das gilt es zu respektieren.

Stillen ist keine unumgängliche Pflicht, sondern eine wunderbare Möglichkeit der Natur.

Als Hebamme werde ich oft als *»Team Stillen«* wahrgenommen und das stimmt auch. Ich bin überzeugt von den Vorteilen. Aber: Ich bin noch viel mehr Team Mutter. Team Selbstbestimmung. Team Entscheidung auf Augenhöhe. Mein Job ist es, aufzuklären – nicht zu überreden. Und ganz sicher nicht zu verurteilen. Wenn eine Frau nach einem intensiven Beratungsgespräch entscheidet, nicht zu stillen, dann ist das eine Entscheidung, die respektiert werden muss. Punkt. Mir ist es nur wichtig, dass Menschen aufgeklärt sind. Was daraus gemacht wird, liegt nicht in meinen Händen.

Aber die *Müttermafia* lässt da selten locker. Wer nicht stillt, bekommt den Stempel *»egoistisch«*. Wer stillt, aber nur kurz, den Stempel *»nicht engagiert«*. Wer lange stillt, wird als *»Glucke«* bezeichnet. Du kannst machen, was du willst – irgendjemand wird es immer besser wissen. Und genau das ist das Problem.

Die WHO empfiehlt: sechs Monate ausschließlich stillen, danach weiterhin bis zum zweiten Lebensjahr parallel zur Beikost. Klingt machbar. Ist es aber nicht für jede Frau. Stillen bedeutet nämlich nicht nur Milch geben, sondern oft auch Schmerzen, Erschöpfung, Reizüberflutung und das Gefühl, ständig verfügbar sein zu müssen. Viele Frauen stillen mit Tränen in den Augen – nicht, weil sie nicht stillen wollen, sondern weil sie keine Unterstützung bekommen.

Und genau hier kommt die *Müttermafia* wieder ins Spiel: Statt Hilfe gibt's Urteile. Statt Verständnis gibt's Vergleiche. Statt einer helfenden Hand gibt's den sprichwörtlichen Zeigefinger. Die Realität? Mütter, die stillen wollen, aber nach wenigen Wochen aufgeben müssen – aus Erschöpfung, wegen Schmerzen oder weil das Umfeld mehr Druck als Unterstützung liefert.

Stillprobleme sind kein seltenes Phänomen. Wunde Brustwarzen, falsches Anlegen, Milchstau, das frühe Gewöhnen an die Flasche – die Liste ist lang. Und wenn dann auch noch Schlafmangel, Tränen und das Gefühl des Versagens dazukommen, wird aus einer Entscheidung fürs Stillen schnell ein persönlicher Kampf. Manche Frauen quälen sich Wochen durch und brechen irgendwann ab – erschöpft und mit schlechtem Gewissen. Und was kommt dann? Häufig kein Trost, sondern noch mehr Kritik. Das soll hier keine Angst machen, denn Stillen hat wunderschöne Seiten. Die Nähe und Innigkeit sind unvergleichbar schön. Wenn der Blick von Mutter und Kind sich treffen, Haut an Haut und diese Stillgeräusche. Es ist wichtig, eine Thematik ganzheitlich zu betrachten und dazu gehört alles Positive und Negative.

Ich frage mich oft, warum die Gesellschaft es sich anmaßt, diese so intime, körperliche und emotionale Entscheidung zu bewerten. Wer gibt das Recht dazu? Warum wird die eine Mutter für ihr Stillen gefeiert, während die andere für die Flasche belächelt wird? Stillen ist wundervoll – wenn es passt. Wenn es gelingt. Wenn es sich gut anfühlt. Stillen ist kein Maßstab für Liebe. Und schon gar kein Wettbewerb. Ich wünsche mir eine Gesellschaft, in der Mütter sich gegenseitig stärken statt zu bewerten. In der man sagt: *»Ich sehe dich. Ich sehe deine Bemühungen. Du machst das gut.«*

»Das macht Blähungen«
Über Bauchweh und Ernährungsmythen

Dann wären da noch die Ernährungsmythen in der Stillzeit. Als Hebamme habe ich wirklich schon alles gehört: *»Zwiebeln machen Blähungen«, »Erdbeeren verursachen Hautausschläge«, »Kohl macht Koliken.«* Es sind diese Klassiker, die sich hartnäckig halten, weil irgendjemand irgendwann mal eine Beobachtung gemacht hat, die sich mit dem Mittagessen deckte. Aber Beobachtung ist nicht gleich Ursache.

Der Darmtrakt des Neugeborenen ist bei der Geburt noch unreif – das bedeutet, er ist empfindlich, lernt aber mit jeder Mahlzeit dazu. Viele Eltern machen sich deshalb Sorgen, dass bestimmte Lebensmittel, die die Mutter isst, dem Baby schaden könnten. Doch genau hier ist wichtig zu verstehen: Der Darm des Babys reagiert nicht direkt auf das, was die Mutter gegessen hat, sondern auf die Muttermilch selbst. Und diese ist – selbst bei stark gewürzten oder blähenden Speisen – in der Regel mild und gut verträglich.

Die Unreife des Darms zeigt sich manchmal in Blähungen oder unruhigen Phasen. Das ist in den ersten drei Lebensmonaten nicht ungewöhnlich und hängt mit der natürlichen Entwicklung des Verdauungssystems zusammen. Schuld sind dabei aber nicht automatisch bestimmte Lebensmittel, sondern häufig einfach der Reifungsprozess des Darms. Stillen unterstützt diesen sogar, weil Muttermilch lebende Enzyme und probiotische Stoffe enthält, die die Darmflora stärken und regulierend wirken. Außerdem bewegen sich Babys nicht so viel wie Erwachsene. Sie können nicht laufen und sind angewiesen auf das Tragen und Massieren durch ihre Bezugspersonen, um den Darm zu mobilisieren. Manchmal, wenn Babys drücken und Stuhlgang lassen wollen, aber nicht können, liegt es daran, dass sie noch lernen müssen, ihren Darm zu leeren. Schließmuskel locker lassen und gleichzeitig drücken? Muss manchmal auch erstmal gelernt werden.

Wenn man also die Ursache für Bauchweh kennt, kann man viel besser reagieren und helfen. Die *Müttermafia* beharrt aber dennoch manchmal darauf, dass die Mutter und ihre Lebensmittel schuld sind. Dann beziehen sie sich gerne auf die Knoblauch-Studie. Eine Erkenntnis, dass die Muttermilch einer Knoblauch-essenden Mutter leicht nach Knoblauch schmeckt und somit die Lebensmittel doch ausschlaggebend sein könnten. Das kann man aber nicht eins zu eins auf die Bauchschmerzen übertragen. Wie wir nun wissen, spielen andere Faktoren eine viel wichtigere Rolle.

Eine weitere berühmte Frage: *»Ist Koffein erlaubt?«* Ja, in moderaten Mengen ist es erlaubt. Zwei bis drei Tassen Kaffee täglich gelten als unproblematisch. Selten trinken Menschen mehr als drei Tassen und häufig sind es Milchgetränke wie Cappuccino, die ohnehin weniger Koffein enthalten als eine große Tasse schwarzen Filterkaffees.

Und Alkohol? Am besten gar nicht. Nikotin und Drogen? Ein klares Nein. Aber der Rest? Geschmackssache – im wahrsten Sinne.

Trotzdem begegnen mir Mütter, die mit schlechtem Gewissen berichten, dass sie am Vortag Knoblauch gegessen haben – *»und dann hat mein Baby abends geweint«*. Ja, Babys weinen. Auch ohne Knoblauch. Auch ohne Schokolade. Auch ohne Käsebrot. Sie verarbeiten Reize, haben Wachstumsschübe, Verdauungsvorgänge oder einfach das Bedürfnis nach Nähe. Aber in unserer Kultur – und da kommt die *Müttermafia* wieder ins Spiel – suchen wir gern einen Schuldigen. Und der findet sich dann auf dem Teller der Mutter. Das Essverhalten von Frauen wird in unserer Gesellschaft ohnehin gerne kritisiert.

Die *Müttermafia* liebt es, Kontrolle auszuüben. Sie greift da ein, wo Unsicherheit herrscht. Und was ist unsicherer als das Gefühl, für das Wohl deines Babys verantwortlich zu sein – und gleichzeitig so wenig klare Antworten zu bekommen? Da wird dann die Wurst zur Gefahr, der Kaffee zur Vernachlässigung und der Spritzer Zitrone zum Auslöser für Bauchweh. Aber so funktioniert Biologie nicht. So funktioniert nur schlechte Beratung.

Ich erinnere mich an die Tante meines Mannes, die mir damals beim Besuch zur Begrüßung unserer Tochter erzählt hat, wie diszipliniert ihre eigene Tochter auf Zwiebeln verzichtete und ihr eigenes Enkelkind somit keine Bauchschmerzen habe. Ich erklärte, dass das doch keinen kausalen Zusammenhang hat und ich mich ernähre, wie es mir schmecke. Doch im Nachgang verzichtete ich doch auf Zwiebeln. Eine leise Stimme flüsterte: »*Was, wenn es doch stimmt? Was, wenn ich schuld daran bin, dass meine Tochter unruhig ist? Ist ihre Tochter disziplinierter als ich? Eine bessere Mutter?*« Diese Stimme hallte in meinem Kopf, weil selbst gut gemeinte Worte für mich anders klangen, als sie vielleicht gemeint waren. Ich interpretierte etwas anderes hinein. Und das alles, obwohl ich eine Hebamme bin und die Evidenzen dazu studiert habe. Dass ich schnell mit dem Verzicht aufhörte, kann man sich sicher denken. Aber ich möchte damit das Ausmaß solcher vermeintlichen Kleinigkeiten aufzeigen. Die *Müttermafia* macht nicht halt. Auch nicht vor einer Fachperson.

Was wir brauchen, ist mehr Wissen. Mehr Verständnis für die Prozesse im Körper. Und vor allem: weniger Schuldzuschreibungen. Muttermilch ist ein robustes, intelligentes System. Und das ist eine gute Nachricht! Du darfst essen. Du darfst genießen. Du darfst auch mal Lust auf ein Curry haben oder auf eine Zimtschnecke. Dein Baby wird nicht zusammenbrechen – und du auch nicht.

Stillen ist keine Klausur. Es ist kein Prüfungsfach. Es ist eine Beziehung. Und zu einer Beziehung gehört Vertrauen – auch in sich selbst. Ich wünsche mir, dass wir aufhören, uns gegenseitig zu bewerten. Dass wir aufhören, uns an den Tellern anderer abzuarbeiten. Und dass wir anfangen, Frauen darin zu bestärken, auf ihren Körper zu hören.

Denn am Ende zählt nicht, ob du Knoblauch gegessen hast. Es zählt, ob du gesehen wirst. Ob du Unterstützung bekommst. Ob du dich sicher fühlst. Und das – genau das – macht die beste Milch der Welt noch ein Stück besser.

Abhalten

Da wir grad beim Thema Bauchweh sind und ich auch meine Schwächen aufzeige, möchte ich das Thema *»Abhalten«* nicht auslassen. Es könnte nämlich dein komplettes Baby-hat-Bauchweh-Spiel auf den Kopf stellen. Es könnte *die* Lösung für die Bauchschmerzen deines Kindes sein.

Ich fange mal von vorne an, damit du ganz genau weißt, was das bedeutet.

Mein erstes Baby kämpfte leider die ersten drei Lebensmonate stark mit der Verdauung und ich habe diese Zeit irgendwie mit meinen eigenen Hebammentipps überlebt. Es war schwer, aber wir haben es überstanden. Beim zweiten Baby habe ich beim ersten unruhigen Abend mit Drücken und Quengeln das erste Mal eine Sache gemacht, von der ich glaube, sie hätte mir drei Jahre zuvor sehr geholfen: Ich habe sie abgehalten.

Windel aus, Kind untenrum frei, über das Waschbecken gehalten. Problem gelöst. Ich war schockiert darüber, dass mein Baby sofort wusste, dass es Stuhlgang und Urin lassen soll oder darf, als es untenrum frei und in einer hockenden Position war. Dabei ist es so logisch!

Wir Menschen haben ein natürliches Reinheitsbedürfnis und das von Geburt an. Genauso wie wir Erwachsenen nicht in unseren Ausscheidungen sitzen möchten, fühlen sich auch Babys unwohl dabei. Manche Babys halten deshalb ihren Stuhlgang, wenn sie eine Windel tragen. Aber wir trainieren unseren Babys dieses Bedürfnis gleich nach der Geburt ab, um es ihnen nur wenige Jahre später wieder anzutrainieren. Und wenn es dann nicht sofort klappt, wundern sich manche Menschen. Lange habe ich selbst geglaubt, dass das Abhalten nur was für übertriebene Bio-Muttis wäre, die schon wieder eine neue Ideologie aufbauen. Ich wurde eines Besseren belehrt und bin glücklich über den Moment der Offenheit, meine Reflexion und den Aha-Moment, der meine Sicht auf diese Sache völlig veränderte. Auch in meinem Kopf saß die *Müttermafia*, unwissend und mit Vorurteilen. Im Kopf einer Hebamme. Doch es hat nicht nur anderen, sondern in erster Linie mir selbst und meinem Baby geholfen, nicht voreingenommen zu handeln, sondern offen. Das Abhalten wurde schnell zu unserer Routine und ich lernte, die Signale meines Kindes zu deuten. Babys sind nämlich schlauer, als wir glauben und sie signalisieren uns nonverbal ihre Bedürfnisse. Wir sprechen nicht von Geburt an dieselbe Sprache, aber können sie lernen – Babys von uns und wir von ihnen.

Beikost

Beikostdruck

Beikost ist ein Thema voller Erwartungen, Meinungen und leider auch Urteilen. Sobald das Baby etwa ein halbes Jahr alt ist, beginnt ein neuer Abschnitt. Ein Abschnitt, der für viele Familien mit Neugier, aber auch mit Unsicherheit und Druck verbunden ist. Denn die Einführung der Beikost ist längst nicht mehr nur eine praktische Frage des Essens, sondern eine Frage der Haltung. Der Lebensphilosophie. Des Anspruchs. Sie ist eine Bühne. Sie zeigt, wie hingebungsvoll, bewusst, bio und pädagogisch korrekt du bist. Genau das schafft vor allem eines: Druck. Dieser Druck ist real.

Ich erlebe immer wieder, wie stark sich Mütter von außen beeinflussen lassen, sobald es um die ersten Löffelchen geht. Da tauchen Fragen auf wie: *»Wie viel sollte mein Kind jetzt essen?«, »Bin ich zu spät dran?«, »Reicht Muttermilch noch aus?«, »Muss ich jetzt täglich kochen?«* Und oft kommen diese Fragen nicht aus einem inneren Gefühl heraus, sondern aus dem Vergleich mit anderen.

In Onlineforen, unter Freundinnen, in den Krabbelgruppen – überall wird berichtet, erzählt, bewertet. Das eine Baby isst schon ganze Portionen, das andere verschmäht jeden Löffel. Und automatisch stellt man sich selbst infrage.

Dabei ist es völlig normal, dass Babys sich in ihrem Tempo entwickeln. Dass das eine Kind mit sechs Monaten bereits begeistert auf Zucchini kaut, während das andere erst mit neun Monaten vorsichtig an einem Löffelchen nippt.

Doch was passiert, wenn Eltern nicht nur das Verhalten ihres Babys infrage stellen, sondern auch sich selbst? Wenn jede Mahlzeit zur kleinen Prüfung wird? Wenn das Gefühl entsteht, nicht nur für das Essen, sondern für das gesamte Wohl des Kindes verantwortlich zu sein? Dann ist der Druck nicht mehr nur ein stiller Begleiter, sondern ein lautes Echo – verstärkt durch Stimmen von außen, die sich ungebeten einmischen.

Hier kommt eine Facette der *Müttermafia* ins Spiel, die oft unterschätzt wird: die der subtilen Kontrolle. Es ist nicht mehr die Schwiegermutter, die beiläufig fragt, warum das Baby denn noch kein Fleisch bekommt. Es sind nicht nur andere Mütter, die betonen, wie hervorragend ihr Kind mit sechs Monaten schon Brei gegessen hat. Es ist diese kollektive Stimme, die sich überall einschleicht – in Ernährungstabellen, Elternratgebern, vermeintlich neutralen Apps. Die *Müttermafia* tritt hier nicht immer als konkrete Person auf. Sie tarnt sich als Expertin, als Ratgeberin, als *»gute Freundin«*. Aber sie wirkt – durch Zahlen, Erwartungen und den stetigen Vergleich.

Viele Eltern verlieren durch diese vielen Stimmen den Zugang zur eigenen Intuition. Sie beginnen, sich mehr an Listen zu orientieren als an den Signalen ihres Kindes. Heute Karotte, morgen Pastinake. Ein Kind, das das Essen verweigert, gilt schnell als *»schwierig«*. Eine Mutter, die nicht nach Plan vorgeht, als *»nachlässig«* oder *»zu locker«*. Der Druck, alles richtig zu machen, verdirbt nicht nur den Appetit – sondern auch das Vertrauen in die eigene Elternkompetenz.

Dabei zeigt uns die kindliche Entwicklung ganz deutlich: Essen ist ein komplexer Lernprozess. Es geht nicht darum, eine gewisse Menge zu verzehren oder sich an Tabellenwerte zu halten. Es geht um Neugier, Wiederholung, Geduld und um das Zulassen von Individualität. Manche Babys brauchen viele Wochen, bis sie sich auf eine feste Mahlzeit einlassen. Andere verschlingen alles, was auf den Tisch kommt – und verlieren dann doch wieder das Interesse. Entwicklung verläuft nicht linear. Und genau das wird im Zusammenhang mit Beikost zu oft vergessen.

Ich erinnere mich an eine Mutter, die ich betreut habe. Ihr Sohn mochte keinerlei Brei, obwohl sie alles versuchte – selbst gekocht, Gläschen, verschiedene Konsistenzen. Sie war verzweifelt, weil andere Eltern ständig betonten, wie unkompliziert ihre Kinder aßen. Statt Unterstützung erhielt sie Zweifel. Kein offener Vorwurf – aber immer dieses schiefe Lächeln, das mehr sagt als Worte. *»Ihr müsst halt dranbleiben«*, wurde ihr geraten. *»Vielleicht habt ihr einfach nicht genug probiert.«*

Dabei hatte diese Mutter alles versucht. Aber ihr Kind war einfach noch nicht so weit. Als sie aufhörte, sich zu vergleichen, entspannte sich etwas. Sie begann, ihren Sohn zu beobachten, statt Tabellen zu lesen. Und siehe da – mit zehn Monaten begann er plötzlich, mit Appetit zu essen. Nicht, weil sie ihn dazu gebracht hatte. Sondern weil er bereit war.

Solche Geschichten begegnen mir oft. Sie zeigen: Es ist nicht der Essensplan, der entscheidet. Es ist das Kind. Und die Mutter. Gemeinsam. Im Dialog. Ohne Publikum.

Ich wünsche mir, dass wir wieder mehr Vertrauen in diesen Dialog entwickeln. Dass wir aufhören, Müttern zu suggerieren, sie müssten jeden Entwicklungsschritt perfekt begleiten. Die Einführung der Beikost ist ein Prozess, der von vielen Faktoren abhängt – nicht nur vom Alter des Kindes. Auch die motorische Entwicklung, die familiäre Situation, kulturelle Einflüsse und die individuelle Bereitschaft des Kindes spielen eine Rolle. Eine pauschale Erwartungshaltung wird dem nicht gerecht.

Deshalb: Wenn dein Baby nicht isst, wie andere es erwarten – ist das kein Problem. Wenn du keine Lust hast, jeden Tag frisch zu kochen – ist das kein Makel. Wenn du auf dein Kind hörst und nicht auf das, was andere sagen – dann bist du auf einem sehr guten Weg.

Die *Müttermafia* wird auch bei diesem Thema nicht verstummen. Aber du darfst entscheiden, wie laut du sie werden lässt. Du darfst deine eigenen Erfahrungen machen. Du darfst auch Fehler machen – denn genau daraus lernen Kinder. Und Mütter auch.

Beikost ist nicht der Moment, in dem du dich beweisen musst. Es ist der Moment, in dem du dein Kind begleiten darfst. Mit all seiner Individualität, mit deiner Liebe und deiner Geduld. Vertraue. Es kommt. Alles zur richtigen Zeit.

Selbst zubereiten oder Gläschen?

Bei der Frage nach dem Zeitpunkt des Beikost-Starts gibt es noch lange nicht so viel Diskussionspotenzial wie bei der Wahl der Lebensmittel und ihrer Zubereitung. Kein Zucker, frisch und selbst zubereitet, am besten Bio oder Demeter, regional, Baby Led Weaning und auf gar keinen Fall Gläschen! Auf diese Weise macht man die *Müttermafia* glücklich. Aber macht es dich selbst glücklich?

Nicht jede Mutter schafft es, täglich separat und frisch für das Baby zu kochen, und nicht jede Mutter möchte das überhaupt. Es kommt immer auf die gesamte Lebenssituation an: Gibt es Geschwisterkinder? Wie wird der sonstige Haushalt aufgeteilt? Wie ist die berufliche Situation? Ist überhaupt jemand da, der mit anpackt? Oder landet alles, wie so oft, auf den Schultern der Mutter? Es zu versuchen, ist super, und manchmal findet man auch Spaß und Freude am Kochen für das Kind. Manche Gerichte sind aufwendiger, andere einfacher zuzubereiten. Es ist gesund, und man setzt sich mit der Ernährung des Kindes auseinander – wunderbar!

Wenn du aber merkst, dass es dich überfordert, dann ist es völlig okay, zum Gläschen zu greifen. Es gibt eine sehr große Auswahl an qualitativ hochwertigen Speisen für Babys. Wir haben diesen Luxus – warum sollten wir ihn nicht nutzen? Weil eine andere, vermeintlich perfekte Mutter es anders macht? Weil man sich dann anhören muss, man sei *»bequem«* oder *»nicht engagiert genug«*? Niemand zwingt dich dazu, nur einen geraden Weg einzuschlagen. Du kannst an manchen Tagen frisch kochen und an anderen Tagen zum Gläschen greifen – das tut deiner Liebe und Fürsorge keinen Abbruch. Die meisten Eltern, die ich in meiner Arbeit, aber auch privat kennengelernt habe, handhaben es genauso. Der Alltag ist bunt, chaotisch, unplanbar – und das darf sich auch in der Art widerspiegeln, wie wir unsere Kinder ernähren. Es ist kein Zeichen von Nachlässigkeit, sondern von Flexibilität.

Das Gute an der Sache ist doch: Es ist dein Kind, deine Erziehung, dein Leben. Du darfst entscheiden, was für euch passt – nicht die Freundin, nicht die Nachbarin, nicht das Internet. Und seien wir mal ehrlich: Dein Kind profitiert mehr von einer Mutter, die emotional anwesend und ausgeglichen ist, als von selbstgemachtem Pastinaken-Brei, den man auch in der Drogerie bekommt.

Ich wünsche mir, dass wir aufhören, Ernährung zum Statussymbol zu machen. Dass wir Müttern nicht das Gefühl geben, nur dann *»gut«* zu sein, wenn sie alles selbst machen. Denn auch das ist eine Form der Abwertung – eine, die sich besonders subtil zeigt. Man spricht nicht offen aus, dass man andere verurteilt, aber man inszeniert sich, stellt sich dar, zeigt stolz den dampfenden Babybrei aus dem Thermomix auf Instagram und versieht ihn mit einem Smiley und dem Hashtag *#selbstgemacht*. Was unausgesprochen mitschwingt: So sollte es sein.

Aber jede Mutter lebt in einer anderen Realität. Manche kämpfen mit Erschöpfung, mit Überforderung, mit mentaler Last. Manche wissen gar nicht, wie sie den Tag überstehen sollen. Und dann soll sie sich auch noch ein schlechtes Gewissen machen, weil das Babygläschen aus dem Supermarkt kommt?

In den ersten Tagen der Beikosteinführung ist es ratsam, mildes Gemüse anzubieten, damit dein Kind sich vorsichtig an die neuen Lebensmittel herantasten kann. Erst wenige Löffel – und wenn dein Kind dir den Eindruck vermittelt, dass es mehr möchte, darf es stetig mehr sein. Dies lässt sich meist einfach zubereiten und aufgrund der kleinen Menge, die gegessen wird, auch gut einfrieren.

Da Obst eine natürliche Süße hat, wird es von Kindern oft besser angenommen als Gemüse. Um zu vermeiden, dass dein Kind mildes Gemüse mit wenig Süße ablehnt, kannst du mit Sorten wie Pastinake, Zucchini oder Kürbis beginnen. Der erste Geschmack prägt mit – aber nicht unwiderruflich. Du musst keine Angst haben, dass dein Kind für immer süß essen wird, wenn es einmal Apfelmus probiert hat. Essen ist ein Weg – kein Endpunkt.

Viele Eltern-Ratgeber bieten feste Beikost-Pläne, die dir vorgeben, wann du was geben kannst oder sogar solltest. Diese Ratgeber können hilfreich sein, sie können eine Orientierung bieten. Doch sie gehen häufig am realen Leben vorbei. Unser Essverhalten wird beeinflusst von Jahreszeiten, Vorlieben und kulturellen Traditionen. Wer saisonal und regional kocht, der kocht im Sommer anders als im Winter. Im Sommer gibt es viel Blattgemüse und frische Früchte, im Winter eher Wurzelgemüse und Kohl.

In einigen Familien wird vegan oder vegetarisch gegessen, in anderen wiederum Fleisch und Fisch. Manche Großeltern geben traditionelle Gerichte weiter, die nicht in jedem Ratgeber stehen – und auch das darf sein. Pauschale Pläne können eine grobe Richtung vorgeben, aber sie dürfen keinen

Druck ausüben, sich eins zu eins an Empfehlungen zu halten. Denn Ernährung ist nicht nur Biologie – sie ist auch Kultur, Geschichte und Beziehung.

Wenn wir die Beikosteinführung als Teil des familiären Miteinanders verstehen – als einen gemeinsamen, offenen Lernprozess –, dann verlieren viele dieser äußeren Maßstäbe an Bedeutung. Dann kann man sich trauen, intuitiv zu handeln. Dann kann man dem Kind zutrauen, zu signalisieren, was es braucht – und sich selbst zu trauen, richtig darauf zu reagieren.

Vielleicht ist das der wichtigste Gedanke, den ich dir an dieser Stelle mitgeben möchte: Du bist genug. Nicht weil du alles perfekt machst, sondern weil du da bist. Weil du dein Kind liebst. Weil du versuchst, es gut zu machen – mit allem, was dir zur Verfügung steht. Und weil du lernst, loszulassen. Auch vom Anspruch, alles richtig machen zu müssen.

Wenn wir den Beikostdruck entkräften wollen, dann müssen wir bei uns anfangen. Bei unserer Haltung. Bei der Frage, was wir wirklich brauchen – und was wir vielleicht nur tun, weil wir Angst haben, verurteilt zu werden. Es ist okay, auf dein Gefühl zu hören. Es ist okay, eigene Wege zu gehen. Und es ist okay, sich nicht ständig rechtfertigen zu wollen. Beikost darf ein sanfter Übergang sein – nicht in die Selbstoptimierung, sondern in die Selbstbestimmung.

Zucker: Der Endgegner

Bei Zucker ist die *Müttermafia* unvergleichlich streng. *»Kein Zucker im ersten Lebensjahr.«* – Das ist mehr als nur ein Ratschlag. Das ist ein Gesetz. Und wehe, du weichst davon ab. Dann bist du die, die es nicht ernst nimmt. Die, die ihr Kind *»mit Zucker vergiftet«*. Aber weißt du was? Ich glaube, der ganze Hype um den zuckerfreien Speiseplan hat uns etwas ganz Wichtiges genommen: unser Bauchgefühl. Klar, es ist möglich, im ersten Jahr auf raffinierten Zucker zu verzichten. Und ja – es ist sogar sinnvoll. Aber notwendig? Nein.

Was viel gefährlicher ist als ein paar Gramm Zucker: der ständige Druck. Ich erinnere mich gut an das erste Lebensjahr meines Neffen. Mein Bruder und seine Frau verzichteten auf raffinierten Zucker und kamen damit aus der Ferne betrachtet gut zurecht. Meine Schwägerin suchte tagelang nach zuckerfreiem Zwieback, bis sie in einem abgelegenen Reformhaus welchen fand und backte zuckerfreie Apfeltaler. Wenn man sie heute fragt – mit fünf Kindern – lacht sie und erzählt, wie ihr drittes Kind mit sechs Monaten Eis gegessen hat.

Ihr erstes Kind hat sich im ersten Lebensjahr sicher gesünder ernährt als ihr drittes, aber das, was mir zuerst aufgefallen ist, ist sie selbst. Als Mutter. Sie ist gelassener und ausgeglichener, weil sie sich nicht mehr in ein Muster zwingt.

Als mein Neffe ein Jahr alt war, durfte er an seinem Geburtstag von seiner Geburtstagstorte naschen. Er aß das erste Mal Zucker und hat, als niemand hingesehen hat, die kunterbunte Fondant-Figur aus purem Zucker fast vollständig verschlungen.

Auch wenn nicht jedes Kind sich so verhält wie mein Neffe und jeder anders auf Verzichte reagiert, so ist mir doch oft aufgefallen, dass gerade Kinder, die im ersten Lebensjahr wenig oder gar keinen Zucker gegessen haben, später zu richtigen Süßschnäbeln herangewachsen sind.

Es muss nicht zwingend so extrem sein. Wir leben aber aktuell in einer Welt der Extreme. Menschen versuchen mit ihrer Erziehung und Lebensart ein Statement abzugeben. Inmitten dieser Extreme liegen aber die meisten Familien. Jene, die ihren Kindern den Zucker nicht vollständig verbieten und gleichzeitig darauf achten, dass der Konsum sich in Maßen hält. Und das dürfen wir laut aussprechen.

Ja, meine Tochter hat im ersten Lebensjahr Zucker gegessen. Sie war sieben Monate alt, als sie ihren ersten Sommer erlebte und in den folgenden Monaten hat sie auch mal etwas von meinem Eis gegessen. Es war warm und jeder um sie herum genoss ein kaltes, leckeres Eis. Ich hätte auch Früchte mit Joghurt einfrieren können, um die *Müttermafia* zufriedenzustellen, aber ich dachte einfach nicht oft genug an so etwas zwischen all dem Stillen, Familienleben, Kochen, meiner Arbeit und dem Alltag. Das hätte ihr und auch mir selbst sicher gut geschmeckt. Wir sind aber keine schlechten Mütter, wenn wir nicht auf die Idee kommen, unser Eis oder unsere Süßspeisen selbst zuzubereiten und mit Alternativen zu süßen. Wir sind auch keine schlechten Mütter, wenn wir darauf einfach keine Lust haben.

Die Debatte um den Zuckerkonsum erledigt sich ohnehin irgendwann, nämlich dann, wenn die Kinder alt genug sind mitzuteilen, was ihnen schmeckt und was nicht. Das geht früher los als uns lieb ist. Spätestens wenn sie zwei oder drei Jahre alt sind und zumindest ansatzweise mitteilen können, was sie mögen und was nicht, ist es vorbei mit dem Bio-Möhren-Pastinaken-Brei und den zuckerfreien, trockenen Apfeltalern.

Dieses Kapitel soll dir nicht die Motivation an deinen Vorsätzen im Bezug auf die Ernährung deines Kindes nehmen, sondern lediglich den Druck etwas rausnehmen und all die Perspektiven öffnen, die andere Mütter ungern zugeben. Nicht jede Mutter, die auf Zucker verzichtet, ist Teil der *Müttermafia*. Es wird erst dann schwierig, wenn eigene Ideale und Ansichten auf andere übertragen werden. Der innere Druck, die innere Kritik, das ist die *Müttermafia*.

Der Vergleich mit anderen Müttern

Die richtige Frau

Es stellt sich die Frage, ob es überhaupt einen Bereich des Lebens gibt, in dem der Vergleich untereinander gravierender ist als unter Müttern. Das liegt nicht nur an der besonders wichtigen Rolle von Müttern in Familien und in der Gesellschaft überhaupt, sondern auch daran, dass Frauen Mütter sind. Und Frauen wird früh beigebracht, wie sie gesellschaftlich betrachtet zu sein haben. Nicht zu schlank, nicht zu dick, nicht zu leise, nicht zu laut, hausfraulich, aber nicht prüde, modern, aber nicht zu businessorientiert. Egal, ob es die Optik, der Charakter oder Lebensziele sind, man kann es der Gesellschaft als Frau nicht recht machen. Wenn dann noch die Rolle der Mutter hinzu kommt? Game Over.

Aber anstatt eine Einheit zu bilden und sich untereinander zu stärken, sind es oftmals Frauen, die andere Frauen kritisieren und den Vergleich starten, als gäbe es nur die eine *richtige Frau*, die eine *richtige Mutter.*

Menschen lassen sich grundsätzlich nicht gut vergleichen, weil jeder Mensch anders ist. Zunächst einmal körperlich. Unsere DNA ist einzigartig. Unser Code und seine Ausprägung:

unser Aussehen. In meiner Arbeit als Hebamme habe ich viele Frauen begleitet, die von Natur aus schlank sind und auch gleich nach der Geburt so aussahen, als wären sie gar nicht schwanger gewesen. Ich habe Frauen begleitet, die nach der Geburt noch lange mehr Gewicht hatten oder zunahmen während des Stillens. Oft ließ es sich nicht auf den Lebensstil zurückführen, sondern auf den Körpertypen.

Neben der Optik ist aber noch etwas anderes viel ausschlaggebender: die eigene Lebensgeschichte. Jeder Mensch hat eine andere Vergangenheit und lässt sich anders von dieser prägen. Es formt sich ein Charakter. Manche Menschen sind zurückhaltend, andere extrovertiert. Und im eigenen Charakter gibt es so viele Facetten, die wiederum viele unterschiedliche Nuancen haben.

Zu all dem kommt hinzu, dass auch jedes Kind anders ist. Zwei Menschen können mehrere Kinder bekommen und jedes ist völlig anders.

Damit möchte ich verdeutlichen, wie komplex wir alle sind und dass ein Vergleich unter Menschen, aber vor allem unter Müttern, schlichtweg unmöglich ist. Es gibt nur den einen richtigen Weg: den Weg der Individualität.

Social Media: Das perfekte Familienbild

Als jemand, der hauptberuflich Content Creatorin ist, möchte ich dir sagen: Was wir täglich auf Social Media sehen, entspricht nicht der Realität. Ich erkläre es in meinem Account immer wieder und versuche, wirklich offen mit den negativen

Seiten des Lebens zu sein, aber auch ich ertappe mich dabei, mich immer von der besten Seite zeigen zu wollen.

Das ist auch normal. Wer zeigt denn schon gerne seine Schwächen? Mögen wir nicht alle unsere Schokoladenseite am liebsten? Das Problem dabei ist: Instagram ist so alltäglich für uns, dass die Bilder, die wir sehen, unsere Normalität sind. Retuschierte Haut? Normal. Aufgeräumter Hintergrund? Normal. Warmes Licht, leuchtende Farben? Normal. Stopp! Auch wenn das für uns normal scheint, ist es nicht die Realität.

Die *Müttermafia* liebt das perfekte Instagram-Bild, die Ästhetik und hilfreiche Tipps, nach denen keiner gefragt hat. Sie erklären, wie *Gentle-Parenting* funktioniert, zeigen Väter, die absolut involviert und liebevoll die Care-Arbeit übernehmen, große, volle Teller mit gesunder und bunter Beikost, welche selbstverständlich aufgegessen werden. Sie zeigen allerdings nicht, dass es vor der Aufnahme schon wieder Diskussionen gab, das Baby nur auf Mamas Arm wollte und, dass das Kleinkind aber nicht reagiert, wenn man es fragt, wie es sich dabei gefühlt hat, als der Bauklotzturm zusammenfiel. Das Leben ist keine schöne Momentaufnahme, sondern bunte Realität.

Ich sehe es von beiden Seiten: als Content Creatorin und als Konsumentin. Wenn ich Videos drehe, achte ich immer auf gutes Licht. Dadurch sieht meine Haut schöner aus, mein Haar glänzt mehr und die Qualität meiner Kamera wirkt besser. Manchmal erkenne ich nach dem Abdrehen einer Sequenz aber, dass im Hintergrund etwas stört: der Wäscheständer, Papierkram auf dem Esstisch oder einfach generelle Unordnung, wie sie in einem Haushalt mit Kindern üblich ist.

Ich lösche die Sequenz, räume auf, drehe neu. Wieso aber? Wenn ich jemanden zu mir einlade, räume ich auch vorher auf. Zum einen, weil ich mich von meiner besten Seite zeigen möchte und zum anderen, weil Imperfektion eine Angriffsfläche bietet. Diese wird von der *Müttermafia* zu gern genutzt. Ich gebe dir ein Beispiel: Als ich schwanger war mit meiner Tochter Helin und meine Tochter Hazal gerade zwei Jahre alt war, hatte ich mit Übelkeit und Müdigkeit zu kämpfen. Das ist ganz typisch für das erste Trimester der Schwangerschaft. Es war Winter und ich kam wochenlang nicht dazu, das Auto aufzuräumen. Es sammelten sich Sand, Spielzeug, Müll und Essensreste im Auto, weil ich das Auto mit meinem Kleinkind nutzte und nie die Kraft fand, zwischen Schneeregen, Kälte und Erschöpfung das Auto zu reinigen. Mein Mann? Gerade ein Restaurant eröffnet und nie da. So kann man sich vorstellen, wie es in unserem Familienauto aussah. Ich filmte es ab und filmte, wie ich alles wieder aufgeräumt und sauber gemacht habe. Diese Art Video gibt es oft auf Social Media. Aber von einer Mutter? Gefundenes Fressen für die *Müttermafia.*

»Wenn es in ihrem Auto so aussieht, will ich nicht wissen, wie es in ihrem Haus aussieht.«
»Ich habe drei Kinder, zwei Hunde und eine Katze und in unserem Auto sieht es nicht so aus.«
»Wie kann man so dreckig sein?«

So in etwa sah die Kommentarspalte aus. Es gab sehr viel mehr dankende und bestärkende Kommentare, aber ich fokussierte mich auf die negativen. Es fühlte sich an, als wog ein negativer Kommentar wie zehn positive. Aus Sicht einer

Content Creatorin kann ich sagen, dass es enormen Stress bedeutet, immer wieder von vielen Menschen destruktive Kritik zu bekommen. Das Ziel dieser vermeintlichen Kritik ist keine Hilfe und sie entsteht unter dem Deckmantel der Meinungsfreiheit. Sie dient lediglich dem eigenen Ego – *»Ich kann es besser«* und lässt eine andere Person schlecht dastehen. Die *Müttermafia* kommentiert auch gerne mal, ohne überhaupt die Hintergründe zu kennen. Ich habe die Kommentarfunktion irgendwann ausgeschaltet, weil ich es nicht mehr aushielt – erst recht als Schwangere.

Danach wollte ich nie wieder so einen Content hochladen. Ich fühlte mich unfähig schwanger zu sein und gleichzeitig ein Kind zu haben. Einige dieser Kommentare hallten noch lange in meiner Gedankensphäre und trafen mich tief. Ich war selbst unzufrieden mit dem Zustand in meinem Auto, aber hatte damals so eine vernichtende Müdigkeit, kaum Unterstützung und sind wir mal ehrlich: Das ist auch nicht das Wichtigste im Alltag. Und das musste ich mit etwas zeitlichem Abstand auch erst mal realisieren: Das, was andere über mich sagen – ohne mich auch nur ansatzweise persönlich zu kennen – sagt nichts über mich aus, sondern über sie selbst. Das erkennt man an den facettenreichen Kommentaren. Sie spiegeln alle das eigene Ich wider und nicht den Content als solchen. Es ist absolut normal, dass man in der Schwangerschaft weniger schafft als üblicherweise. Als Hebamme kenne ich den enormen Aufwand, den der Körper einer Frau leistet, während er einen kompletten Menschen in seiner Perfektion bildet. Trotzdem hat mich die *Müttermafia* erwischt. Zu einem Zeitpunkt der Schwäche. Als ich statt Kritik, Verständnis gebraucht hätte. Als meine einzige Intention war, anderen Müttern zu zeigen, dass Social Media nicht perfekt ist. Und das war die Resonanz. Deshalb kann ich es verstehen, wenn Menschen sich auf Social Media gerne perfekt darstellen, denn es benötigt leider ordentlich Rückgrat die normalsten Dinge der Welt vor einem großen Publikum offenzulegen. Nachdem ich diese Situation reflektiert habe, bin ich zu dem Entschluss gekommen: Jetzt erst recht! Ich zeige das Leben, wie es ist, auch wenn Menschen geschützt vom Smartphone die wildesten Sachen schreiben und ihr Innerstes kundgeben. Das hält mich nicht davon ab, weil es viel mehr Menschen gibt, die dankbar für diese Art von Content sind. Viel mehr wundervolle und ehrliche Menschen, die sich wünschen repräsentiert zu werden und genauso wie ich damals Verständnis statt Verurteilung brauchen.

Mit Ehrlichkeit nimmt man anderen den Druck der Unehrlichkeit. Das ist nicht nur im Internet wichtig, sondern auch im echten Leben. Ich bin auch im Leben außerhalb unserer Smartphones gerne offen und ehrlich. Meine Wohnung ist nicht immer picobello, meine Haut nicht makellos, meine Kinder laut und ich manchmal lauter. Kein einziger Influencer der Welt lebt das Leben, von dem ihr glaubt, er oder sie lebe es. Ich verspreche es.

Fremdbetreuung, Rabenmütter und Care-Arbeit

Ich habe schon viel über Mütter und die *Müttermafia* erzählt, aber was ist eigentlich mit den Vätern? Warum stehen sie bei all den Diskussionen um Erziehung, Betreuung und Care-Arbeit so selten im Fokus?

Wenn eine Mutter ihr Kind mit einem Jahr in die Krippe gibt, ist sie schnell eine Rabenmutter. Wenn ein Vater sich überhaupt dafür interessiert, wie der Kita-Alltag aussieht, bekommt er Applaus. Die Schieflage ist offensichtlich – und trotzdem sprechen wir viel zu selten darüber.

Fremdbetreuung ist in unserer Gesellschaft ein weibliches Thema. Es sind Mütter, die sich rechtfertigen müssen. Mütter, die erklären sollen, warum sie *»so früh«* wieder arbeiten. Mütter, die versuchen, ein schlechtes Gewissen wegzudrücken, das ihnen gar nicht gehört. Denn eigentlich ist es doch verrückt: Wir leben in einer Welt, in der Betreuungsangebote geschaffen wurden, um Eltern zu entlasten und trotzdem haftet daran ein Stigma. Und dieses Stigma klebt fast ausschließlich an den Müttern.

Es gibt keine *Vätermafia*. Niemand fragt einen Vater: *»Was? Du gehst abends noch mit deinen Jungs raus? Und wo sind deine Kinder?«* Niemand schaut ihn mitleidig an, wenn er sich für den Job entscheidet, während seine Frau noch stillt. Niemand flüstert hinter seinem Rücken: *»Also, ich könnte das ja nicht. Ich würde mein Kind zu sehr vermissen.«* Mütter hören das ständig.

Und dabei sprechen wir noch nicht mal über das Ausmaß von Care-Arbeit. Denn Care-Arbeit ist nicht nur Wickeln,

Füttern, Tragen, Spielen. Care-Arbeit ist Planen. Denken. Koordinieren. Es ist der Moment, in dem du beim Einschlafen noch daran denkst, dass die Regenhose bald zu klein ist. Es ist der Einkaufszettel, der sich in deinem Kopf schreibt, während du dein Baby stillst. Es ist das Geschenk für den Kindergeburtstag nächste Woche, das du im Hinterkopf hast, während du beruflich ein Zoom-Meeting leitest. Es sind die Gedanken: *»Hat sie heute eigentlich genug gegessen? – Wann ist der nächste Impftermin? – War der Body heute Morgen noch sauber?«*

Care-Arbeit ist unsichtbar. Und sie wird in den meisten Familien noch immer von Frauen getragen. Studien zeigen: Diese Arbeit entspricht 2,5 Vollzeitjobs. Unbezahlt, oft ungesehen, aber immer präsent. Und das ist der *Mental Load*. Die ständige geistige Verantwortung. Das Gefühl, nie ganz abschalten zu können, weil immer irgendetwas im Hintergrund läuft. Und wenn du dann den Schritt gehst, dir Unterstützung zu holen, sei es durch eine Kita, eine Tagesmutter oder die Großeltern, dann steht die *Müttermafia* bereit und flüstert:

»Also ich könnte mein Baby ja nicht so früh abgeben.«
»Ich finde, Kinder brauchen in den ersten Jahren ihre Mutter.«
»Krippe ist doch kein Ort für ein so kleines Kind.«

Doch wo ist diese *Müttermafia*, wenn du nachts drei Stunden wach warst, weil das Baby Zähne bekommt? Wo sind sie, wenn du am Rande der Erschöpfung deinen Alltag jonglierst, während dein Partner acht Stunden in einem ruhigen Büro sitzt?

Wo sind sie, wenn du krank bist, aber trotzdem weiter funktionierst, weil niemand anderes da ist? Es ist einfach aus der Ferne zu verurteilen. Ich gebe dir einen Einblick in mein persönliches Umfeld, um dir zu erklären, wie stark dieses Denken noch in vielen Köpfen verankert ist.

Während ich hier Kapitel für Kapitel dieses Buch schreibe, nebenbei selbstständig bin, den vollen Mental Load trage, Kleinkind und Baby großziehe und versuche, ein einigermaßen sauberes Zuhause zu haben, fragt sich auch in meinem Umfeld immer wieder mal jemand, wieso mein Mann früher von der Arbeit nach Hause geht, um die Kinder zu betreuen. Seine Kinder. Für ihn absolut selbstverständlich. Für sein Umfeld scheinbar nicht. Ihm wird dennoch gesagt, welcher seiner Onkel wie wenig zur Kinderbetreuung beitrug und, dass auch seine Tante allein die Kinder großzog. Hier spielt auch mein Mann eine Rolle. Denn er steht in solchen Momenten für sich, aber vor allem für mich ein. Er ist es, der für die Selbstverständlichkeit einsteht, die es ist, wenn er sich um seine Kinder kümmert, um den Haushalt, den Einkauf und die Wäsche. Wenn er klar kontert und fragt, wie sich wohl die Mütter dabei gefühlt haben und ob sie nicht froh und dankbar wären, wenn es in ihrer Welt fair abgelaufen wäre. Und wenn sie Hausfrauen waren und es super fanden, dann hat zumindest keiner erwartet, dass sie monatlich Summe X netto auf dem Konto hatten, um ihre Familie zu ernähren. Unsere Generation ist im Wandel. In einem positiven Wandel. Sowohl Mütter, aber vor allem immer mehr Väter verstehen mittlerweile: Care-Arbeit betrifft alle Eltern.

Care-Arbeit darf nicht länger weiblich gedacht werden. Denn solange wir uns als Gesellschaft darauf ausruhen, dass Mütter *»schon irgendwie alles schaffen«*, wird sich nichts verändern. Wir müssen aufhören, nur den Applaus zu verteilen, wenn ein Vater *»mal«* das Kind vom Kindergarten abholt und anfangen, die Last endlich fair zu verteilen. Und an dich, Mama, die du das gerade liest: Vielleicht fühlst du dich manchmal wie eine Rabenmutter. Vielleicht hast du schon öfter geschluckt, wenn du dich erklären musstest.

Und Fremdbetreuung ist kein Zeichen von Versagen. Sie ist ein Zeichen dafür, dass du Verantwortung übernimmst: für dich, für deine Familie, für euer Gleichgewicht. Und ja, es darf dir schwerfallen. Ja, du darfst Tränen vergießen, wenn du dein Kind in die Arme der Erzieherin gibst. Aber es ist *deine* Entscheidung. Und niemand hat das Recht, sie zu bewerten.

Vielleicht bist du müde, verletzt oder einfach nur leer. Aber ich sehe dich. Ich weiß, wie viel du gibst. Ich weiß, wie viel in deinem Kopf und deinem Herzen gleichzeitig passiert. Du bist keine Rabenmutter. Du bist eine Löwin. Du schützt, du planst, du kämpfst. Und du hast jedes Recht auf Entlastung, Unterstützung und Respekt. Lass dir von niemandem ein schlechtes Gewissen machen, weil du dich selbst nicht vergessen willst. Denn was Kinder am meisten brauchen, ist kein perfekter Zeitplan. Was sie brauchen, ist eine Mutter, die nicht an sich selbst zerbricht.

Uns verbindet mehr, als uns unterscheidet

Überall sehen wir unter Müttern und Kindern Unterschiede: in der Erziehung, Ernährung, im Aussehen. Ich schrieb bisher viel über Leistungsdruck, Bewertungen, Tabus, Erwartungen. Aber mit diesem Kapitel möchte ich etwas anderes: Ich möchte verbinden.

Denn wenn ich eines in all den Jahren als Hebamme, Mutter und Frau gelernt habe, dann das: Der ständige Blick auf Unterschiede schafft Gräben – aber der Blick auf Gemeinsamkeiten schafft Brücken. Und genau diese Brücke brauchen wir. Mehr denn je.

Wir Mütter vergleichen uns ständig: Wie lange stillt sie? Wie früh gibt sie Beikost? Bringt sie das Kind mit einem Jahr schon in die Kita? Hat sie sich getrennt? Ist sie wieder schwanger? Wir urteilen schnell, manchmal auch unbewusst. Manchmal mit einer hochgezogenen Augenbraue, einem kleinen Kommentar, einem Gedanken, der sich heimlich einschleicht. Und wir wissen alle: Das passiert. Aber weißt du was? Das andere passiert auch.

Es passiert, dass wir nachts wach liegen und an eine Freundin denken, die gerade allein durch eine schwierige Phase geht. Es passiert, dass wir beim Elternabend einer anderen Mutter ein Taschentuch reichen, weil sie plötzlich überfordert weint. Es passiert, dass wir einer Fremden auf dem Spielplatz zuflüstern: *»Ich weiß, es ist gerade hart. Aber du machst das gut.«* Diese Momente zeigen, was wirklich zählt. Diese Momente zeigen: *Uns verbindet mehr, als uns unterscheidet.*

Denn wir alle sind müde. Wir alle zweifeln manchmal. Wir alle hatten diese Tage, an denen wir dachten: *»Ich kann nicht mehr.«* Wir alle kennen das Gefühl, das eigene Kind anzuschauen und zu denken: *»Bitte verzeih mir, wenn ich heute nicht die Mutter war, die du verdient hast.«*

Wir alle haben schon gelächelt, obwohl uns nach Weinen war. Und wir alle haben schon mal geweint, obwohl alles *»gut«* aussah. Warum tun wir so, als wären wir so verschieden? Warum tun wir so, als gäbe es *»die gute Mutter«* und *»die schlechte Mutter«*, *»die Rabenmutter«* und *»die Übermutter«*?

Die Wahrheit ist: Wir tragen alle einen unsichtbaren Rucksack. Manche sieht man: Tränen, Augenringe, offene Fragen. Andere sind unsichtbar: die Schuldgefühle, die Sehnsucht nach sich selbst, die Angst zu versagen. Und doch schleppen wir sie alle. Unterschiedliche Geschichten, gleiche Last. Unterschiedliche Wege, gleicher Wunsch: Dass es unseren Kindern gut geht. Und uns ein bisschen auch.

Solidarität unter Müttern ist kein romantischer Traum. Sie ist möglich. Aber sie beginnt nicht mit großen Gesten – sie beginnt im Kleinen. Mit Zuhören statt Urteilen. Mit Verständnis statt Besserwisserei. Mit dem Mut, ehrlich zu sagen: *»Mir geht's auch oft so.«*

Ich habe schon so viele Mütter erlebt, die dachten, sie seien die Einzigen mit ihren Sorgen. Die Einzigen, deren Kind ständig krank ist. Die Einzigen, die das Baby mal angeschrien haben. Die Einzigen, die manchmal ihr altes Leben zurückwollten. Dabei sind sie nicht allein. Keiner von uns ist das.

Wenn wir unsere Fassaden ablegen, wenn wir das Spiel des Vergleichens beenden, entsteht etwas anderes: Ein Raum, in dem wir uns wirklich sehen können. Nicht als perfekte Mütter. Nicht als Gegnerinnen in einem Wettbewerb, den niemand gewinnen kann. Sondern als Frauen. Als Menschen. Als Verbündete.

Und ja, wir werden uns weiter unterscheiden. Die eine impft, die andere nicht. Die eine geht früh arbeiten, die andere bleibt drei Jahre zu Hause. Die eine stillt zwei Jahre, die andere gar nicht. Aber vielleicht hören wir auf, daraus ein Gegeneinander zu machen. Vielleicht erkennen wir, dass es nicht die Entscheidung ist, die zählt, sondern das Herz dahinter. Die Liebe. Die Intention. Der Wunsch, es gut zu machen.

Denn am Ende des Tages, wenn die Welt stiller wird, die Kinder schlafen, und wir alleine auf dem Sofa sitzen, mit einem Tee in der Hand und dem Tag in den Knochen, dann wünschen wir uns alle dasselbe: ein bisschen Verständnis. Ein bisschen Anerkennung. Und das Gefühl, nicht allein zu sein.

Und genau dieses Gefühl wünsche ich dir beim Lesen dieser Zeilen. Ich wünsche dir, dass du dich verbunden fühlst. Dass du weißt: Da draußen sind Frauen, die dich nicht bewerten, sondern verstehen. Frauen, die mit dir fühlen. Frauen, die nicht nach der perfekten Mutter suchen, sondern nach echter Nähe. Vielleicht ist genau das der Anfang. Nicht ein neues Erziehungskonzept, kein neuer Ratgeber, keine neue App. Sondern ein leiser Gedanke, der alles verändern kann: Uns verbindet mehr, als uns unterscheidet.

Selbstliebe

Du bist gut, wie du bist

Ich habe so viele Worte gefunden. Über Erwartungen, über Druck, über die *Müttermafia*, über Schmerz und Stärke, über Zweifel, über Trauer, über das Vergleichen, das Vergessen und das Wiederfinden. Ich habe über Stillen geschrieben und über Abhalten, über Beikost, Geburt, Fremdbetreuung, Care-Arbeit und darüber, wie wir manchmal auf dieser Reise fast kaputtgehen oder verloren gehen. Ich habe dich mitgenommen in das, was ich selbst durchlebt habe, was ich als Hebamme begleitet habe, was ich gesehen, gefühlt, verstanden habe.

Und jetzt, am Ende dieses Buches, bleibt mir noch eine einzige, einfache Wahrheit zu sagen:

Du bist gut, wie du bist.

Nicht, wenn du mehr schaffst. Nicht, wenn du weniger weinst. Nicht, wenn du alles im Griff hast. Nicht, wenn dein Kind durchschläft oder dein Haushalt glänzt. Du bist gut, wie du bist – jetzt. In deinem Hier und Jetzt. Mit ungekämmten Haaren, kaltem Kaffee, Tränen auf der Wange und dem Baby auf dem Arm.

Du bist gut, wenn du lachst. Du bist gut, wenn du schreist. Du bist gut, wenn du sagst: »*Ich kann nicht mehr.*« Und du bist gut, wenn du trotzdem irgendwie weitermachst.

Denn Mutterschaft ist nicht Instagram. Es ist kein Filter drüber. Es ist kein durchgeplanter Feed mit Farbschema. Es ist das Leben. Es ist Chaos. Es ist Liebe. Es ist alles auf einmal – und oft zu viel.

Ich weiß, wie schwer es ist, sich in dieser Lautstärke noch selbst zu hören. Wenn alle dir sagen, was richtig ist und was falsch. Wenn du dich zerreißt zwischen deiner Intuition und den Stimmen von außen. Wenn du dich fragst, ob du versagst, nur weil du dich gerade verloren hast: Nein, hast du nicht. Du wächst.

Ich schreibe das gerade nicht als allein Hebamme oder Autorin, sondern als Mutter. Als eine Mutter, die eben noch laut war, weil ihr Kind an der Gardine hochklettern wollte und damit die Gardinenstange von der Wand gelöst hat, kurz darauf mit einem Lipliner den geliebten Stillsessel angemalt und hinterher das Wohnzimmer verwüstet hat. Als Mama, die sich beim Erzählen schon wieder fragt, ob damit nicht der Eindruck entstehe, sie habe ein ungezogenes Kind und damit eine schlechte Erziehung. Als Mutter, die Tage durchlebt, an denen ihr die Meinung anderer egal ist und andere Tage, die sie überfordern, weil sie allen gerecht werden möchte. Eine zweifelnde Mutter.

Aber: Du bist nicht falsch, weil du zweifelst. Du bist nicht schwach, weil du müde bist. Du bist nicht egoistisch, weil du an dich denkst. Du bist eine Mutter. Und du bist ein Mensch. Und beides darf gleichzeitig sein.

Ich wünsche dir, dass du dich selbst siehst. Nicht so, wie andere dich sehen sollen. Sondern so, wie du wirklich bist. In deiner Tiefe. In deiner Verletzlichkeit. In deiner Liebe. Ich wünsche dir, dass du stolz auf dich bist. Nicht für perfekte Ergebnisse – sondern für den Weg, den du gehst. Jeden Tag. Immer wieder.

Denn weißt du, was mir dieses Leben beigebracht hat? Dass es keine perfekten Mütter gibt. Nur echte. Und dass unsere Kinder genau das brauchen.

Keine Frau wird Mutter und weiß sofort, wie es geht. Wir alle stolpern da rein. Auch Hebammen übrigens. Wir haben die gleichen Fragen im Kopf, die alle anderen Mütter sich stellen, wenn es um ihre Babys geht. Lernen von Tag zu Tag. Werden geformt, gefordert, getragen und zerrieben. Wir verlieren uns – und wir finden uns wieder. Immer wieder.

Und wenn du irgendwann an dir zweifelst, so wie ich und alle anderen – lies dieses Kapitel noch mal. Lies es, wenn du nachts stillst und denkst, dass du das nicht mehr kannst. Lies es, wenn du vorm Kita-Gebäude stehst und weinst. Lies es, wenn du merkst, dass deine Energie längst nicht mehr ausreicht für alles, was von dir erwartet wird.

Du musst nicht perfekt sein. Du musst nur du sein.

Mit diesem Buch wollte ich nicht nur erzählen – ich wollte verbinden. Ich wollte all die Gräben zuschütten, die zwischen uns Müttern liegen. Weil wir vergleichen. Weil wir urteilen. Weil wir selbst so sehr kämpfen, dass wir keine Kraft mehr haben für Mitgefühl.

Aber am Ende verbindet uns mehr, als uns unterscheidet.

Wir haben alle diese schlaflosen Nächte. Diese Momente im Bad, wenn uns die Tränen kommen. Diese Zweifel. Diese Wut. Diese Liebe, die so groß ist, dass sie fast wehtut.

Wir haben alle einen unsichtbaren Rucksack. Mit eigenen Geschichten. Mit Erfahrungen, Verlusten, Hoffnungen. Lass uns einander ansehen – mit offenen Augen. Mit Respekt. Mit einem stillen: *»Ich sehe dich. Ich weiß, wie es ist.«*

Und dann: Lass uns weitergehen. Gemeinsam. Mütterlich. Menschlich. Für dich. Für mich. Für unsere Kinder. Denn du bist gut, wie du bist. So, wie du gerade bist. So, wie du heute warst. So, wie du morgen sein wirst. Vergiss das nicht, niemals.

Mit Liebe, mit Respekt, mit echtem Herzen

Zohre

Über die Autorin

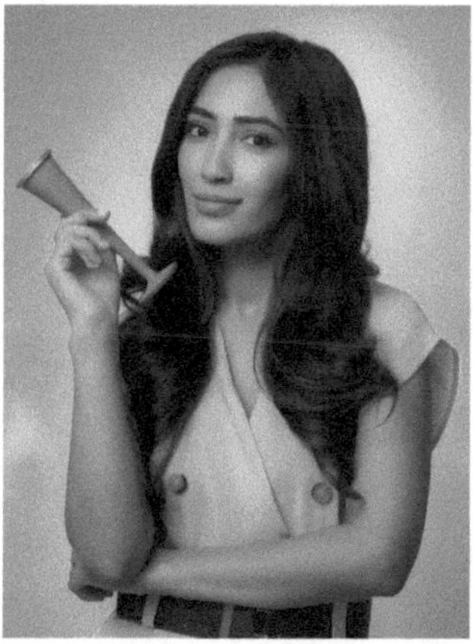

Zohre Ceylan wurde in Hamburg geboren und hat afghanische Wurzeln. Sie ist Hebamme, Mutter von drei Kindern und teilt auf Instagram *(@hamburger_hebamme)* ihr Fachwissen und ihre Erfahrungen rund um Schwangerschaft, Geburt und das Muttersein – ehrlich, nahbar und mit viel Herz. Als jüngstes von sechs Geschwistern hat sie früh gelernt, ihren eigenen Weg zu gehen. Nach verschiedenen beruflichen Stationen führte sie ihr Bauchgefühl zurück zu ihrem Kindheitstraum: Hebamme werden. Heute begleitet Zohre Frauen mit viel Empathie und einem offenen Ohr – online wie offline.

Ihr erstes Buch ist ein Herzensprojekt für Mütter, die sich zwischen Erwartungen, Ratschlägen und Selbstzweifeln wiederfinden. Es möchte stärken, ermutigen und daran erinnern, wie wichtig es ist, auf sich selbst zu hören – gerade in einer Gesellschaft, die oft mehr bewertet als begleitet.

FSC
www.fsc.org
MIX
Papier | Fördert
gute Waldnutzung
FSC® C083411

Kolibri 360 GmbH
Ferdinand-Jühlke-Straße 7
99095 Erfurt, Deutschland
produktsicherheit@kolibri360.de

Druck:
CPI Druckdienstleistungen GmbH
im Auftrag der
Kolibri 360 GmbH
Ferdinand-Jühlke-Str. 7
99095 Erfurt